MY HEALTH: UPGRADED

Revolutionary Technologies To Bring A Healthier Future

预见未来健康

未来科技与个人健康升级的无缝对接

[匈牙利] 赫塔拉·麦斯可(Bertalan Meskó) 著
刘欣 译

中国人民大学出版社
· 北京 ·

图书在版编目（CIP）数据

预见未来健康 ：未来科技与个人健康升级的无缝对接 /（匈）赫塔拉·麦斯可著 ；刘欣译. -- 北京 ：中国人民大学出版社，2020.6
书名原文：My Health:Upgraded:Revolutionary Technologies To Bring A Healthier Future
ISBN 978-7-300-27720-2

Ⅰ. ①预… Ⅱ. ①赫… ②刘… Ⅲ. ①技术进步—关系—健康—研究 Ⅳ. ①R161

中国版本图书馆CIP数据核字(2019)第276933号

预见未来健康：未来科技与个人健康升级的无缝对接
[匈牙利] 赫塔拉·麦斯可 著
刘 欣 译
Yujian Weilai Jiankang: Weilai Keji yu Geren Jiankang Shengji de Wufeng Duijie

出版发行	中国人民大学出版社		
社　　址	北京中关村大街 31 号	**邮政编码**	100080
电　　话	010-62511242（总编室）		010-62511770（质管部）
	010-82501766（邮购部）		010-62514148（门市部）
	010-62515195（发行公司）		010-62515275（盗版举报）
网　　址	http://www.crup.com.cn		
经　　销	新华书店		
印　　刷	天津中印联印务有限公司		
规　　格	170mm×230mm　16 开本	**版　次**	2020 年 6 月第 1 版
印　　张	14.25　插页 1	**印　次**	2020 年 6 月第 1 次印刷
字　　数	195 000	**定　价**	59.00 元

MY HEALTH：UPGRADED

Revolutionary Technologies To Bring A Healthier Future

本书赞誉

赫塔拉·麦斯可医生是一位完美的医学未来主义者，他为我们开启了一段科技拓展之旅，这是医疗进步的好兆头。

埃里克·托普（Eric Topol）

斯克里普斯研究所（The Scripps Research Institute）基因学教授

《未来医疗》（*The Patient Will See You Now*）作者

赫塔拉·麦斯可医生因其医学未来的广阔视野而被称为思想领袖，他最近出版的著作也证明了这个称号实至名归。麦斯可医生的数字健康概念是广泛而创新的，同时也是易于理解的。这本令人振奋的著作也是患者、供应商以及所有想要掌控自己健康的人士的必读之书。

拉里·楚（Larry Chu）

斯坦福大学医学院 X 组织常务董事

极少人拥有改革能力的天赋并且可以施展它，赫塔拉·麦斯可医生就是其中为数不多的一位。这本书把宣传、期望与现实融合在一起，既适用于医疗领域，又适用于全球范围内的科技领域。如果你的工作处于这两个领域的交叉学科上，那么这本书绝对值得一读。

卢西恩·恩格伦（Lucien Engelen）

拉德伯德重塑创新中心（Radboud REshape Innovation Center）负责人

《预见未来健康》可以说是一本浅显易懂的关于未来健康的阅读指南。该书介绍了近期医学发展的历史及其发展过程中的日常实例，以揭示未来的发展趋势。作者没有使用晦涩的专业术语，而是以科学的乐观态度展望了健康科学技术的未来，以及它与人们日常生活方式的相互影响。这本书的内容涉及个人健康数据记录、廉价 DNA 测序、AI 智能助手等领域，并向读者展示了掌控个人健康的方式和未来改善健康的诸多机会。另外，这本书还探寻了我们何时能够获得在科幻电影中所看到的未来科技。以上所有的一切促成了这本深入浅出的著作。

伊恩·皮尔森（Ian Pearson）

未来学家、《你，明天》（*You Tomorrow*）作者

赫塔拉·麦斯可医生写了一本令人叹服的、充满趣味的著作。这本书中探寻了医学的未来以及对人类健康的影响。作为一名超人类主义者和政治家，我强烈将这本书推荐给那些好奇科技是如何影响我们的身体、改变我们的生活的人们。

佐尔坦·伊斯特万（Zoltan Istvan）

未来学家、美国前总统候选人

《预见未来健康》这本书有三个亮点：对当前及未来的数字化健康发展状况的速写；自我监测的实用指导；对读者现实问题的正面回应。赫塔拉·麦斯可医生勇敢地回答了所有问题。我阅读了许多数字化健康领域的书籍和文献，这本书绝不能错过！

丹尼丝·西尔伯（Denise Silber）

Doctors 2.0 and You 创始人

《预见未来健康》是一本由医学领域内公认的专家完成的知识量丰富且极其出色的著作。无须上网搜索医学的未来发展，而这本书本身就像一个人类健康升级的奇妙现象和可能性领域的搜索引擎。

拉斐尔·J. 格罗斯曼（Rafael J.Grossmann）

美国外科医师学会会员（FACS）、医疗保健未来学家和创新者

MY HEALTH：UPGRADED Revolutionary Technologies To Bring A Healthier Future 前言

科技革命的不断进步使我们产生了巨大的疑问：人类的目标究竟是什么？我们是否能在容纳革命性创新的同时在医学领域保留人文关怀？我们是否可以应用持续进步的科技来升级我们的健康？我们是否要与医疗人工智能和机器人保持距离？

每天实时更新的新闻让我们感觉自己就像生活在科幻世界中：外骨骼可以使瘫痪的人恢复行走；医学算法可以诊断疾病；可穿戴设备的革新以及大量的新型传感器为社会提供了难以想象的便利，同时也产生了之前从未考虑过的风险。即便如此，现今仍然有很多地区不具备任何医疗条件。

如果我们不提高我们的技能和创造力，那么机器人和软件就会更好地完成本属于我们的工作，同时还会导致数字化医疗缺失人机互动和人文关怀。我们所渴望的未来不应由科技来左右，而应由我们的更自由健康的生活来决定。这个目标的实现离不开我们坚实的步伐，我们应该努力工作，用成果来证明人类大脑是全宇宙最复杂的机体。

不断增长的医疗开支和不断下降的医疗质量，促使我们使用更多、更优的颠覆性科技。我希望通过这本书可以让你相信，我们可以实现在全球范围内更容易获得并负担医疗保障，尽管这条实现之路上充满了各种颠覆性的科技。最后我会进一步阐述科技是如何提升和改善人机互动、人文关怀和医患关系的。

好的创新能推动我们开始下一个创新。实际上培养创新能力正是人类的天性，但是有些人会表示怀疑并且抗拒创新。电视、汽车或者上网服务的改进会让人们欣喜不已，但是一提到健康，很简单的问题也会变得难以回答。新的放射性医疗器械是否会带来更好的防治效果？DNA 中的信息是否能可靠地预测人类未来的健康？哪些人可以被授权获取这些信息？这些都是未来科技革命所面临的挑战。

从 20 世纪 90 年代初期起，我们经历了整个科技快速发展的过程：从通过盒式录像带观看电影到通过 CD 聆听音乐；通过台式电脑进行拨号上网转变成了在任何时间、任何地点或任何终端都可以实现以上的活动；从数码随身听发展成为 iTunes 和 Spotify 这类云播放器；摄像机发展成为智能手机来记录身边所发生的事情；实地购物发展成了网购绝大部分商品；纸质版百科全书发展成为在线维基百科；与朋友见面分享发展成了在 Facebook 上通过虚拟现实设备进行交流。而下一个科技替代将在几个月内发生，未来的改变周期要用星期甚至天来计算。

在医学领域内也发生了翻天覆地的科技革命。成百上千的人可以通过科技创新获得能够显现其对药物的敏感性和所携带的突变基因的基因数据；可穿戴设备里的各类传感器能让我们坐在家里就可以监测生命体征和健康参数；外科手术机器人变得比之前任何时候都要精确，越来越多的人形机器人出现在世界各地的医疗诊所里，执行着各自的工作任务。

互联网的接入可以为医疗条件匮乏的地区提供专业医学资料，生物技术可以帮助我们弄清人体内的菌群结构，甚至可以激发免疫细胞去对抗肿瘤细胞。在过去几十年里，大量可控制糖尿病和高血压的新型药物被研发出来。而且就算科技以不可思议的速度进步，也会很快落伍。

尽管技术革命呈井喷式发展，但是医学临床实践向着先进医疗发展的步伐却很缓慢；尽管临床医学在过去几个世纪很好地发挥了作用，但如今却无法适应科技的快速发展。如果我们无法让医疗保健事业去适应持续变化的患者需求和科技创新提供的发展契机，那么将会陷入人机交互毫无价值可言的混乱中。

MY HEALTH：UPGRADED
Revolutionary Technologies To Bring A Healthier Future

目录

第一部分 医学领域的技术革命

MY HEALTH：UPGRADED
Revolutionary Technologies To Bring A Healthier Future

MY HEALTH: UPGRADED

Revolutionary Technologies To Bring A Healthier Future

第 1 章 潜移默化的开始

颠覆性创新实例

现存的医学研究成果和文献不计其数，即使不使用任何数字化工具，医生们也可以完成他们的工作。但是，有研究表明，2020 年初，医学数据的规模每 73 天就会翻上一番。平均每个人会产生 1 000 000GB 与健康相关的庞大数据，而如此大规模的数据集是无法通过人工进行分析的。诸如 IBM 沃森这类认知型计算机可以分析数以万计的临床数据和患者记录，并且根据这些结果为医生提供针对特定患者的可能诊断结果和疗法，以供其选择。由电脑来分析消化这些巨量的数据十分省时、省力，同时医生们也可以利用这些时间直接对患者进行治疗。

在不久的将来，放射医学仪器将能够实时显示更详尽的患者内脏图像。虚拟现实（Virtual Reality，VR）和增强现实（Augmented Reality，AR）设备将会改进显示技术。外科医生可以根据这些图像使用 3D 打印机将肿瘤和身体畸变的部位立体打印出来，并据此制订更加精准的手术计划，而且 3D 打印机可以制作更经济的修复工具和手术工具。

如果不能为在家接受治疗的患者提供可以测量生命体征和健康参数的可穿戴设备，那么他们也将无法获得适用于他们的医学治疗。在医生匮乏的地区尤其亟需远程医疗服务，如果此类医疗服务无法覆盖这些区域，患者为了就医就必须牺牲工作或者休假的时间。另外，利用生物技术可以在实验室里制造人造器官，从而减少待移植器官患者的名单。虚拟模型可以在几秒内测试新型药物，从而代替所熟知的昂贵而又漫长的人体实验。

新兴技术因其经济性、快速性和高效性而表现出对现有技术的颠覆性和革命性。

举例来说，在20世纪80年代，一套电子版的百科全书全集要花费2000美元，而且它体积庞大，每一册的更新周期至少需要一年的时间。而现在维基百科对于任何人来说都是免费的，而且仍在不断地、即时地更新。在2003—2013年这十年间，U盘闪存的价格戏剧性地从0.25美元/MB跌到了0.0003美元/MB，下降了三个数量级。早期的3D打印机产品质量低而且耗时长，2015年新研发的3D打印机可以在几分钟内完成高质量的产品。上述这两个改变都是在短短几年内发生的。

然而，问题的关键在于，如何让不发达地区也能享受使用外科机器人的便利，而不是讨论我们是否应该使用外科机器人；如何让远程医疗服务正确引导患者自我诊断和自我治疗，而不是讨论我们是否需要远程医疗；如何实现和保护患者对医疗数据的访问，而不是讨论是否应该让患者访问这些数据。

我们曾经问自己是否要使用一种特定的新兴技术，而如今我们更应该关心如何不过度地使用一项技术并保证适用于大众。伦理议题和新兴技术带来的惊人利益同时摆在我们面前，没有任何一个政府、组织或者权威做好了万全准备。尽管如此，革命性技术已然到来，我们必须做好准备。

新兴技术正逐渐成为我们日常生活中的一部分。你可以用一部智能手机记录健康数据或者检查实验结果，也可以通过网络和你的医生对话，还可以通过DNA在线分析知道需要注意哪些疾病。

众多的研究趋势和现实生活实例证明了科幻小说中的画面正在成为现实。超级计算机可以模拟人类大脑的工作，它们通过分析庞大的医学记录，可以得到个性化的结论；微型机器人在人体内部的体液中游动，未来甚至可以进行微创手术；外部机器人可以自动为患者抽血，无须人工操作。我们可能因为一场小感冒而无法工作，但机器人不会。

数千年来，在患者的健康数据和身体检查结果这架“航班”上，医生一直是“机舱”内的驾驶员，而患者甚至连“机场”都不曾去过。如今患者习惯于通过大量的健康数据监测装置来了解这些数据，而医生们却不希望这一切发生。这种现状需要依靠平等的医患关系来改善，只有患者和医生的共同决策才可能得到更加正确的结果。

我们处在医疗技术潜力和现实技术存在巨大鸿沟的阶段。不管是在我们的研究工作方面，还是在医学治疗方面，人类发展适应科技进步的唯一手段就是敞开胸怀迎接颠覆性创新。当机器人及其背后的算法在高速发展时，我们也应该利用人类的创造力努力提升自己。如果我们不能做到，那么就会让那些怀疑主义者得逞。

我提出的这些变化不会在我们身后自然发生，而是需要我们专门去完成。未来的健康升级和技能提升体现了人类的不凡，促使我们改善全球范围内的医疗水平的同时，保持生命的重中之重。

从怀疑主义到超人类主义

现代勒德分子在原则上是反对科学技术的，但是我会在接下来的章节里列举实例证明科学技术是如何帮助我们在医疗上保护人类的。

很多人害怕因自动化操作而失去工作。举例来说，第一家全部是由机器人“雇员”组成的酒店于 2015 年 7 月在日本开业，行李服务、房间清洁、前台服务均由机器人完成。现有的医疗清洁机器人可以在 10 分钟内用紫外线清除病房内 70% 的细菌。IBM 公司的超级计算机沃森可以每秒分析一位患者超过 1000 个数据点。这些机器人不需要休息，也不需要更高的薪酬，在这一点上，人类无法与之匹敌。

著名的未来主义者、谷歌公司的工程总监雷·库兹韦尔（Ray Kurzweil）发起了一项叫作“科技奇点”的运动。他在《人工智能的未来》（*How to Create a Mind*）和《奇点临近》（*The Singularity is Near*）中写道：“科学技术正在以指数级速度发展，最终将会达到某个时刻，之后的发展我们将无法解读。”雷·库兹韦尔将其称为“奇点”，因为“奇点”有类似黑洞的属性。他还称我们将无法理解“奇点”之后发生的事情。

超人类主义是最近才发起的一项运动，此项运动认为社会的基本目标是提高药物、医疗、科技技术水平。超人类主义认为死亡是不道德的，所以我们必须通过不懈的努力，研究衰老原因、基因学、生物技术以争取长生不老的秘诀。这项运动的流行在第一位超人类主义总统候选人佐尔坦·伊斯特万的计划中体现得最为明显，他参加了 2016 年的美国总统大选。

根据雷·库兹韦尔所说，不管人类做什么，“奇点”将会在 21 世纪 40 年代左右必然发生。如果我们做好防范，后果甚至可能会让人出乎意料地满意。而超人类主义则更多地强调科学技术的重要性，比如人造子宫、低温贮藏、延长寿命等。所有的这些运动都具备适用于医学的意义，但是我认为最终答案会基于平衡，而不是偏向于天平的某一端。

通过使用更多的颠覆性技术，我们最终可以实现平衡，人文关怀仍然是医疗实践的核心，未来甚至可以得到更多的发展。欠发达地区的人们正苦于无法获得基本的医疗设备和医疗供应。对于他们来说，新发明就像科幻小说中的元素，只有在未来才可能实现，而实现这些的方法就是通过互联网去众筹实现颠覆性医学创新的资金，以减少开支。其他的努力包括可生产廉价医疗设备的 3D 打印机；根据需要现场生产药品的机器；测量相对直观的健康数据的智能手机配件。

设想一下，医生每天用传统的键盘输入海量的患者信息，或者患者仅仅因为小病就要长途跋涉排队去接受核磁共振检查。为了改善这些现象，社会需要聚焦在医学革新上。

定制化医疗取决于个体

有些人认为科学技术的不断应用会让医学变得面目全非，但是我认为真正的颠覆性革命会带来我们未曾体验过的定制化医疗。个性化治疗意味着一个人可以获得基于他本人的基因分子代谢体质的治疗。当下的个性化医疗的成本可能看起来比传统医学昂贵，但是长远来看会实现成本效益化，原因在于个性化医疗省去了常规医疗场所和边际效应。个性化医疗不会发生忽视自身健康的消极结果。相反，它会为我们带来必要的工具和信息来实现健康的生活，或者对疾病的成功控制。

随着信息工具的安全性以及机器与人之间的界限越来越模糊，我们将面临道德伦理方面的考验。与其放之任之，还不如提前做好准备。如果我们可以准备好，那么个性化医疗会在我们每个人身上成功实现。个性化医疗将涉及我们如何生活，以及我们自身、监护人、政府的需求，并从一个最简单的步骤开始——努力健康生活。你会发现它将通过你的社交圈或者个人监测设备扮演着私人教练的角色。

在 20 世纪 50 年代，大伙聚集到有电视的家庭中，在只有三个电视频道的电视上收看同一个节目，如今大部分人不再通过电视观看电视节目，而是

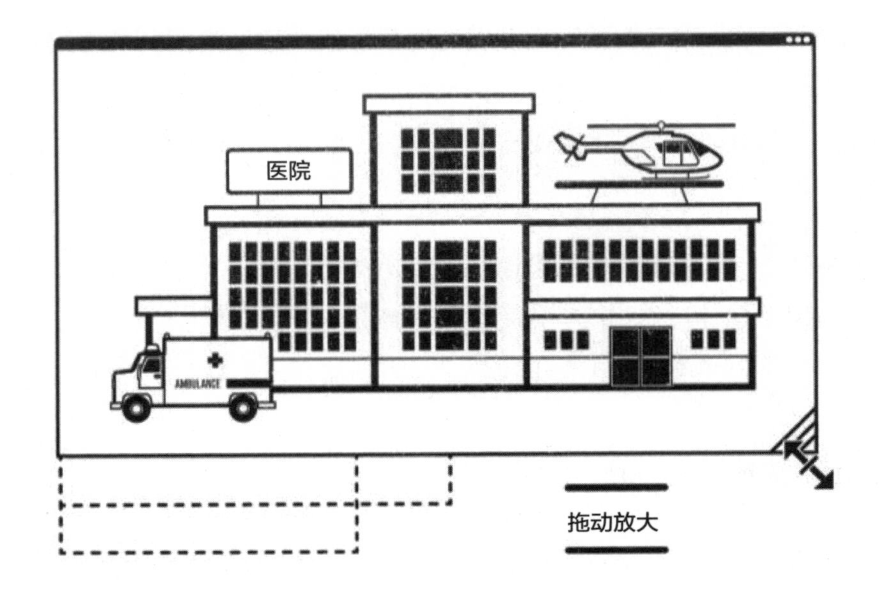

根据自己的时间安排在触屏设备上欣赏；曾经我们收听的都是固定的广播频道，而现在任何人都可以在 iTunes 和 Spotify 上创建属于自己的音乐播放列表；20 世纪 90 年代的搜索引擎只能根据搜索词条来提供结果站点，而如今谷歌会根据我们的位置信息、行为习惯、使用设备为我们提供个性化的搜索结果。似乎生活中所有的服务与行为都变得个性化与智能化，除了我们身边最重要的医疗。一种药可以给数百万患者使用，就好像我们都是同一个人，其使用说明也是针对大部分人群，而不是每一个患者。医疗这项最应该定制化的服务如今却没有得到更好的实施。

全球医疗保健往往根据患者的经济实力以及其所在地区的状况，提供不同质量的大规模医疗帮助。政策制定者和政府最终有可能会找到实现个性化医疗的方法，但是我们不能只坐观其变，我们只有将其变为现实，才能实现定制化医疗。在过去的几十年里，已经证实吸烟可以导致多种癌症，肥胖也会带来多种并发症，可是仍有人不去重视。如果我们自己无法过上健康的生活，那何不使用科学技术来帮助我们呢？

我们无须成为一名医生，就可以让自己成为生理、心理以及情感健康方面的专家，而这一切仅仅依靠科学技术的协助是远远不够的。为了做出正确的决策，我们必须尽可能地通过获取我们之前不能掌握的数据来生产个性化药物。我一直致力于健康生活、提升自身技能、改善日常习惯，更重要的是优化我的工作方法。从 1997 年至今，我一直在使用模拟和数字方法来协助我改进，我会将我总结的方法在第三部分中详细讲述。

个人健康分析

在十几岁的时候，我每天都在忍受青春期带来的情绪波动。今天开心地专注于每件事情，第二天可能就会没来由地消沉。作为一个极为理性的人，我决定要改变这一切，但是我需要数据来实现。我设计了一个 1 到 10 的打分制来追踪我日常的情绪、身体和精神状态的变化，当时我认为这样就可以缓解我的情绪波动，而它也确实有效果。现在，我仍在每天记录我的评分，从 1997 年 7 月 21 日到现在，一天都不曾落下。最早我用简单的笔记本记录，现在我会将其存储在我的谷歌文档里。这件事情每天只会占用我一点点时间，但我可以根据打分表来调整我的生活状态。

我发现我的身体状态评分在工作日通常很高而且稳定，代表我的身体状态很好；我的心理评分会在周末衰减；我的情绪评分在周五和周六的时候达到最高。经过更进一步的研究，我发现更多的锻炼与我的心理表现之间有着很大的相关性，所以我每天坚持锻炼，这样我就能集中精神。如此简单的一件事却给我带来了如此重要的结果。这些数据为我安排我的日常生活提供了依据，使得我的生活不同寻常，让我获得了很多人难以达到的平衡。除了评分之外，我还用数字方式代替传统日记的方式来记录我每天的工作、起床睡觉的时间以及当天的想法。从中我获得了让我失眠的原因，比如特定的食物和晚间锻炼；我知晓了哪些活动会导致我情绪低落。我希望通过尽可能理性的方式获得自我提升，而这些对于热爱科技和数据的极客来说十分正常，但对于其他人就未必适用了。直到 2010 年，我才意识到我所做的这一切都是在让生活实现量化。可穿戴设备的创新为我家带来了大量的设备。我的数据库的信息不断增长，已经不只是分数和表格了。

我开始测量我的日常生理活动，比如通过系在腰带上的 FitBit 设备记录行走步数、卡路里消耗量、距离等，同时还可以记录我的睡眠质量，比如我的入睡时间、深度睡眠时间等。我发现如果至少有一段长时间的深度睡眠，超过五小时的睡眠时间就不再那么重要。接下来，我只需找到可以带来更长深度睡眠的饮食和锻炼习惯。如今，我只需要隔一段时间测量一次睡眠，保证一切照常就可以了。

我的 Pepple 智能手表会在我没处于深度睡眠的时候通过轻柔的震动叫醒我。它通过监测我的动作来确定最佳的时间点，即何时处在轻度睡眠状态。记录设备和智能手表就像我的两个助手，专门保证我可以睡个好觉。

我也会在跑步期间和结束时使用 Withings Pulse 手环监测我的心率和血氧饱和度（即血液中的氧气百分比含量）。如果我不想让自己在跑步后感到筋疲力尽，那么我可以穿上 Wahoo 胸带来监测我跑步时的心率，以提示我减速。Wahoo 胸带就像我的私人教练。

每周我会多次带上 Muse 头带进行冥想，它通过七个传感器来监测我的脑电波活动并将信号转化成我们可以理解的数据。我可以在手机 App 上听到与我大脑活动相匹配的风声，声音越小说明我越放松。如果我可以保持这种状态，我会听到鸟的歌声，并将此作为保持平静的奖励。这也让我发现多年来我一直都没有获得很好的冥想状态，因为当我第一次带上它冥想时，App 提示我距离平静还很远。经过多次的练习，我建立了放松自己的方法。

另外一个小设备叫作 Pip，用拇指和食指夹在中间来测量皮肤的电导率。

它提供了一种非直接测量心理压力等级的方法。当我夹着它的时候，我需要通过放松自己，在设定的时间内将 App 中的冬天场景转换为春天，把压力控制得越低，场景转换得就越快。我往往要用 15 分钟来完成，而我妻子只需要大概 4 分钟，这促使我去了解到底我比我妻子多了哪些压力，至少通过 Pip 去测量，我仍在研究这一问题。

所有的生命体征数据都唾手可得。我有一台来自 Withings 的智能血压仪，可以让我得到可视化的图表；我使用我手机上的 Alive ECG（心电图）软件来记录我的心电图，这个 App 可以给我一份是否有异常情况的常规分析，我也可以花费很少的价钱在几个小时内获取专业分析报告，或者干脆以 PDF 格式发送给我的家庭医生。

我可以通过使用另外一种嵌有传感器的脑电波遥控的 Puzzlebox Orbit 无人机来提高我的注意力，如果我能够保持精神高度集中足够长的时间，我就可以通过手机来发动和控制无人机。虽然在家里操作这个有一定的危险性，但是它确实让人惊异。我并不是每天都使用这些设备，而且我确定掌控我生活的是我，而不是它们。但这是我第一次可以通过这些创新来掌控自己的健康。

从设备到在线服务

除了这些设备，任何人都可以在家中预定血液分析或者基因测试服务，我了解到我们可以获得诸如我们携带哪种变异基因、对哪些药物敏感的信息。有家公司给我邮寄了一个用来盛放唾液的试管，我把它寄回去，然后得到了我的样本细胞 DNA 分析。我从分析中知道了相对于普通人群，我在某些疾病上的风险程度。比如说我改变了我的生活方式，因为我了解到我有增加血液凝结的基因突变，导致我得血栓症的概率比一般人高了八倍。我还发现我对咖啡因异常敏感，而且对它的代谢非常迅速。了解这些信息，可以帮助我优化我的生活方式，并且有希望改进并延长我的生命。

我还做了消化道的细菌检测。一家叫作 uBiome 的公司对我脏器里的微生物做了基因检测，检测结果建议我在生活方式和饮食计划需要做出改变。

我很喜欢在 Lumosity 上玩游戏来提高我的心理韧性、注意力和记忆力。当有需要的时候，我会听由 Focusatwill.com 研究提供的音乐来集中注意力。这一类古典、爵士或者快节奏音乐可以使注意力保持长时间集中。这家公司公布实验结果的白皮书中显示，此类音乐可以激活更大的组织神经细胞，换句话说，神经的同步活动被增加了。

现在的医疗服务可以在线预订。我们可以用智能手机发送皮肤损伤的高像素照片给一家叫作 iDoc24 的瑞典公司，它们会通过 App 进行分析并提供医疗建议，虽然它们声明服务不能代替医疗问诊。American Well、Curely、Healthtap，以及其他成千上万的公司已在全球范围内提供与医生的视频和文字对话。患者将医疗记录和基本症状上传，然后医生发起电话、视频或者电子邮箱讨论，费用也是通过在线支付。无法去医院看病的或者希望获得更多治疗方案的患者更倾向于这些线上资源。我一直对互联网接入会带来更好的医疗资源充满信心。

提供临床高质量数据的线上服务、设备、可穿戴装备正在改变我们对医疗卫生的看法。就个人而言，我把智能手机给我的初级保健医生看，这样我们就可以直接关注紧急问题，而不是将时间浪费在用模拟装置测量血压一类的数据上。对我的全科医生来说，像我这样的患者并不受欢迎，但我相信这将是医生们未来所乐见，并希望在各地推广开来的。慢慢地，医生们会意识到和我这样的患者共同工作更为便捷。通用科学技术的变化让我对医学的未来充满信心，即使目前来看并不明朗。

然而大部分患者并没有对这些变化做好准备，很多医疗从业者也没有完全接受这些新鲜事物。旧的医疗体制与快速发展的科技正在不断地发生冲突，这对所有人来说都是全新的事物，但这一切不应该也不必成为一种争论。

理想情况下，需要不断演进的是一个能在日常卫生保健中引进颠覆性创新、安全并通过良好测试的科学实验，它将是可负担得起的、令人舒适的、高效的，并且经过充分论证的。现实是我们仍处在“0”阶段，科技改变医学的方式尚未显现，但我相信不久之后就会到来。

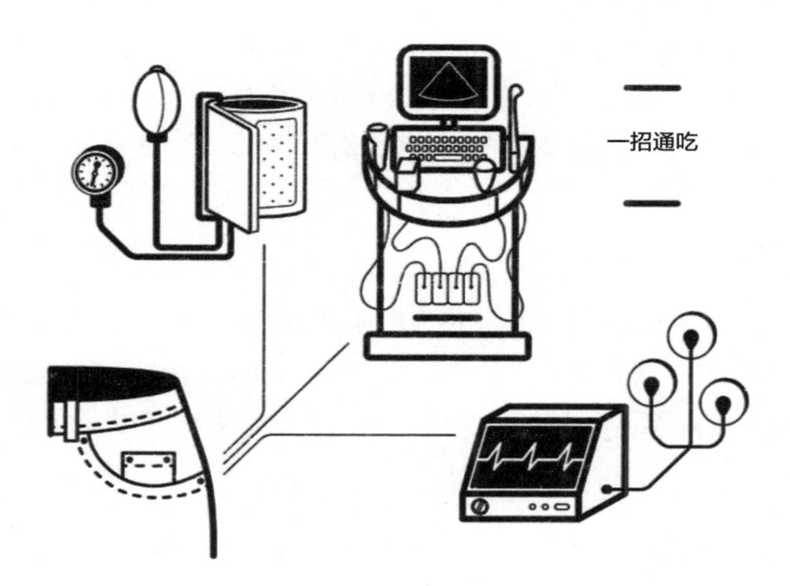

第2章 未来已来，将至已至

科幻不再是科幻

作为一名科幻迷，我从1927年的《大都会》（*Metropolis*）到近代的电影都有涉猎。《2001太空漫游》（*2001:A Space Odyssey*）、《异形》（*Alien*）、《阿凡达》（*Avatar*）、《盗梦空间》（*Inception*）、《银翼杀手》（*Blade Runner*）、《星球大战》（*Star Wars*）等类似的电影都描述了可能成真的未来科技。而这一天已经到来。

看过《银翼杀手》后，我开始担忧未来的克隆人。2001年，《人工智能》（*A.I.:Artificial Intelligence*）中选择人类阵营还是机器AI阵营是一个困难的问题；2015年，我必须克制《机械姬》（*Ex Machina*）中的领袖机器人的诱惑。电影为我们展示了未来我们可能面对的抗争和障碍，以及我们的未来可能方向。

1966年的电视连续剧《星际迷航》（*Star Trek*）描写了一种快速扫描患者后立即显示结果的医学三录仪，不同于当时的任何设备，它小巧而且是手持型。到了2015年，诺基亚公司的Sensing X Challenge项目开始寻求工程团队研发《星际迷航》中医学三录仪的技术原型，这个装置设计可以通过一小滴血液检测大量的生物指标。这些设计在未来可用于监控癫痫病症、诊断疟疾，甚至在各种场景中应用。

《普罗米修斯》(*Prometheus*)中描绘了一种无需人工协助就可以完成手术的外科机器人。电影中的主人翁受伤，被推进手术室，关上门后，机器人就开始工作。现如今复杂的外科手术机器人正加紧促使外科医生学习类似电子游戏的操作技能，而不再是挥动手术刀。在美国的一些大学里，医学专业的学生正在学习游戏设备的课程，目的是训练成为未来型的外科医生。

1997 年的电影《千钧一发》(*Gattaca*)描绘了基因学的黑暗面。它描写了一个在遗传学上有所差异甚至其特质导致某些人异于常人的特权社会。随着基因数据服务越来越容易被非专业人士获取，政府和组织不得不根据这些人的遗传倾向来采取措施保护他们免受歧视。《千钧一发》的英文名字 Gattaca 取自 DNA 的四种核苷酸 G、T、A 和 C，这个故事描绘了一个反乌托邦的世界，告诉我们个人的基因信息不能被公开，甚至不能对保险公司和雇主透露。

在 2013 年拍摄的电影《极乐空间》(*Elysium*)所描写的未来世界中，一位妈妈把女儿放在一个类似核磁共振扫描的机器中，机器诊断出她患有血细胞癌变——白血病，并立即治愈了她。在电影中，并不是所有人都有权使用这个机器，以免引发混乱。在现实生活中，放射科设备正在不断地变得更加简化、舒适和智能，便携式的超声波仪器可以安装在手机上，医生可以把图像发给专家检查。德国弗罗恩霍夫研究所从事研究医学图像的外科医生在手术前，会使用平板电脑来放大观察患者脏器的放射图像。豪斯医生肯定会乐于像电视剧里所显示的那样去检查患者，而如今这一切都成为可能。

在 1997 年的电影《第五元素》(*The Fifth Element*)中，电影中的角色可以用手中的 DNA 碎片快速地 3D 打印出肉体、骨头和神经，实现了人类的长生不老。而到了 2015 年，打印出诸如血管、骨骼、心脏瓣膜、耳软骨、人造皮肤甚至是功能脏器组织都已经成为现实。

在2020年的电影《机器人与弗兰克》（*Robot & Frank*）中，一位老年患者收到了他的儿子送他的人形智能机器人，它可以胜任购物、保洁甚至日常交流的功能。他的儿子希望它能陪伴老弗兰克，而到最后它确实成了老弗兰克的“朋友”。如今，本田公司的人形机器人阿西莫可以爬楼梯，或者以跳舞的方式激励人去更好地锻炼，阿西莫拥有50度的自由活动范围，这允许它可以在三维空间内做出很多动作。机器人NAO表演了令人难忘的创新式的舞蹈，它的表演视频在YouTube上被疯狂传播。诸如此类的机器人在未来会被广泛地应用到老年人家庭，或者在紧急情况下拯救人类的生命。

在2013年上映的电影《她》（*Her*）中，人工智能操作系统瞬间回复并处理了数百封未读邮件，并为主角记录每天的任务和约会。主角渐渐地对认知电脑和声音产生感情，毫无意外这个声音来自影星斯嘉丽·约翰逊（Scarlett Johansson）。如果我们拥有这样的智能同伴，我们的生活水平会被提高到何种程度？如果医生具备这样的认知电脑，患者治疗将被提高到何种水平？

黑客入侵人类大脑同样成为现代电影的主题。在2014年的电影《超体》（*Lucy*）中，智能药物显著地增强了大脑功能，导致了意想不到且戏剧化的结果。2010年的《盗梦空间》展示了我们如何在一个人的潜意识里植入一个想法。现行的脑植入可以治疗癫痫和帕金森病患者，视网膜植入为患有先天性色素视网膜炎而失明的患者带来了希望，这些植入已经被美国食品和药品管理局（FDA）所认可。

BBC电视台发布了系列纪录片《科幻真史》（*The Real History of Science Fiction*），片中介绍了科幻电影的创作人是如何做到高瞻远瞩的。他们必须创造出连科学家都不敢想的事物，科幻电影编剧和导演天生具备大胆的想象力，这也是为什么我们总期待着他们的最新剧集，在电影中我们能够发现未来可以改变世界的发明。几十年来，创新者、发明家和医疗公司都在从好莱坞“窃取”点子，是时候推动医学技术快速前进而让好莱坞来“窃取”我们的点子了。

观看阅读科幻作品对应对即将到来的改变浪潮起到举足轻重的作用。我力荐你们去看更多的电影、更多的书，因为它会让你思考未来的伦理问题，即便尚未发生。科幻作品会改变我们对医学的看法却不能对它进行必要的改进，从而导致我们的认知与体验之间的鸿沟越来越大，人们可以看到巨大的变革，却无法体验它们，这是一种可怕的感受。

一旦人们对有益于他们健康的创新有了清晰的认识，他们将提出真正的需求，他们会向保险公司询问为什么不使用 3D 打印价格更低的假肢，向医生询问为什么不使用最先进的癌症靶向治疗。社会必须保证经济的不均衡不会导致医疗的不均衡，保证有足够的钱支付，才能让这一切更有魅力、更聪明、更快、更高。

我为什么没有获得电影中的机械臂

促使科幻和现实的差距越来越大的一个原因是经济。大部分国家的公民，无论是拥有个人医疗保险还是社会医疗体制，都无法承担最先进的健康科技。没有任何医疗改革或者经济政策可以真正改变这些，只有更好、更低价、更高效的革命性科技才能让这一切运转起来。

举例来说，3D 打印机可以节省修复术和外骨骼的开支；远程医疗服务不需要人们花费数小时的旅途时间去获得实验结果或者缺勤数天；舒适的可穿戴设备可以获得与相对昂贵的设备同样质量的生命数据。快速的科技进步最终将会促使医疗在全球范围内实现共享，这句话的乐观看法源自 1991 年一个简单的发明创新——互联网。

通过互联网，你只需通过社会媒体渠道，就能从任何专家手里众包你需要的任何信息。e- 患者运动领袖戴夫 · 德布朗卡特（Dawe de Bronkart）在 Twitter 和 Facebook 上有着数以万计的追随者，他的博客拥有众多的阅读者。社交媒体上的意见领袖凯文 · 波（Kevin Pho）医生有数十万支持者。诸如 Twitter、Pinterest、Instagram 等社交媒体渠道为医学专家、患者和组织提供了发声和寻求特定问题答案的机会。

萨尔瓦托雷 · 拉柯尼斯（Salvatore Laconesi）是一位意大利的程序员，他被诊断出患有脑癌。因此，他主动收集了医院有关他的医疗记录和扫描结果，但是发现这些数据格式各不相同，于是他利用他的编程技能创建了一个电子数据库，用来分析各种信息。萨尔瓦托雷将数据库在一个叫作“La Cura”的网站上发布，目的是收集来自全球不同的观点和见解。像这样的机会现在只属于类似萨尔瓦托雷这种懂编程会英语的人，但未来会属于更多人。

无须支付制造费用，你就可以通过 3D 打印得到你的创意的原型，3D 打印服务在全球范围内已变得很普及，甚至大型商店都已经拥有了 3D 打印服务。典型的 3D 打印过程是首先通过 3D 软件或者扫描仪创造一个模型，然后 3D 打印机用几个小时就可以打印出来。2015 年出现的一种新方法甚至可以将打印时间缩短至分钟级。这就是一个颠覆性科技的实例，通过改进一个特性，让它能够成百上千倍地加速或者节约大量成本。

如果你需要经济支持，你可以发起众筹而无须去挨个拜访投资者。人们可以通过众筹协议支持每一个项目，协议规定了如果项目筹集到了足够的金额，他们必须支付约定的金额。电子游戏《星际公民》众筹了 7400 万美元，一个便携式制冷机众筹了 1300 万美金，Pebble 智能手表在一个月内就众筹了 2000 万美元。现在也有一些公司利用众筹的手段来测试人们的购买兴趣，小的初创公司可以通过众筹获得实现想法的资金。众筹最关键的是你的创意要足够好。

正如彼得·戴曼迪斯（Peter Diamandis）在其著作《富足》（*Abundance*）中所形容的，数十亿的人们还没有上网，他们的想法创意有待开发，接下来的几十年里我们会迎来创意的民主化。无论是来自硅谷还是中非，创意的独创性和颠覆性会变得更加重要，文凭和出身变得越来越不重要，因为创意的独创性会促使更多的人付出时间和风险来共同实现它。

你可以亲自查看维基百科的编辑系统运作模式，不论你来自哪里，或者是什么文化程度，只要你提供了好的参考资料和高质量的信息，你就可以加入系统。核心学术期刊例如《自然》（*Nature*）和《经济学人》（*The Economist*）推荐研究团队去关注表达同类期刊不会收录的博文，它们具有不同的观点和视角。民主化在其他行业里进行得如火如荼，并且相对容易实现，但在存在了一千年等级制度的医学领域，民主化进程却十分困难且危险。

其中的一个原因是成为一个称职的医学专业人才需要数十年而非几年的努力，没有任何在线服务或者家庭监测设备可以与之相比。同时患者也需要为自己的健康负起责任来，当很多人对现代医学的很多应用丧失信心后，实现这一切就变得难上加难了。

对现代医学丧失信心

不发达地区的医疗体系（如果可以被称为医疗体系的话）面临着不同于发达国家的问题，这些地区的机构每天都在与医用手套和基本医疗设备的匮乏做斗争，更别说缺少 3D 打印机或者最新水平的放射科设备了。在发达地区，医生们疲于处理超负荷的数据信息、行政麻烦，并且不得不用更少的时间去看更多的患者。

改进医疗并不是钱的问题。美国的医疗花费在GDP中的占比是全球最高的，但是美国却不在国民平均寿命的前30名名单上。“花费越多，收入越多”已经不再成立。我曾阅读过一篇文章，文章中提道，假设餐厅的账单与美国的医院账单一样，那么用餐问候、点菜、靠窗的座位都会收费，洗手间里的肥皂和炉子的使用都会明码标价；同样，服务员递送餐单以及收银员找零都会收费。

世界范围内，有14.2万名患者都会因可避免的事件而死亡，例如错误诊断、错误治疗、过失伤害和医院二次感染。所幸的是，这些医疗事故引发了医疗改革，比如说工作时对胎儿的心率监测，这样医生可以及时介入；使用标记法来避免截肢时的失误；记录手术时使用的医用海绵数量来确保患者体内安全。现今医学记录、治疗计划、健康参数等许多其他数据都已实现电子化，但是医疗事故的数量仍在增长，美国每年因此死亡的人数占全国的五分之一，发达国家的医疗体系的资本主义属性并没有发挥任何解决的作用。

医院的关键绩效指标依旧是财务数据，而不是医生的实际成功率。没有任何一个系统可以不通过实时监测其数据而得到改进或者将质量维持在较高水平，就像飞行员通过仪表盘观测相关数据，医院的管理者必须通过提升这些数据来达到更好的绩效表现。他们应当投入利基领域，或者将医院医师的考核变为实时的工作考核，这样就能减少患者的等待时间。如今大数据在手，解决效率问题不再是一件难事。

诸如此类的高效体系需要能使用新技术处理数据，并且具备适应新情况的医学专业人才来执行，他们需要引导患者去适应数字化世界并且在健康的生活方面起到示范作用。但现状并非如此，我一直在教授医学学生如何在科技世界里成为更好医生的技巧，医生变得更好，意味着更关心患者，做到真正聆听他们的需求。

高效体系也要考虑到患者不切实际的需求，这些需求可能来自他们在电视上或者电影中看到的最新科技，而且虽然他们能明确自己的需求，但有些看护人却无法回答有关数字化世界的问题。同时，被告知现状的患者会抗拒现实，这对他们是一种打击。我们称作医学的体系已经存在两千多年，但我们培养出的医生仍旧在替他们的患者做决定，过度使用他们的监护权；同样，有些患者也会潜移默化地、消极地认为“医生叫我做什么我就做什么”。近些年来，已经有科技开始改变这一切，这必然会引发麻烦，甚至混乱，但是如果我们不能升级我们的技能和健康，一切将会变得更糟糕。

经济问题、不现实的需求、医生的过度劳累共同导致了人们对现代医学的信心减弱。2012 年，33% 的美国成人使用过某种形式的补充药物，根据美国国家补充和综合健康中心的数据，鱼肝油占最大比例。《小心！不要被“常识”骗了》（*Bad Science*）一书的作者兼记者本·戈德契（Ben Goldacre）医生，揭开了非传统医学的面具，比如不严谨的研究和所谓的健康“专家”提出的毫无职业道德的实践。近期的同业调查显示非传统医学毫无作用，但是它的流行人群却很稳定，原因有可能是无须通过医疗保险或者高昂费用就能获得。

交流技巧在非传统医学中被十分重视。他们会说服患者选用不健全的非传统手段来取代有医学证明的方法，他们的成功很可能是因为重视医患关系中最关键的因素——关心，这也是现代传统医学所缺乏的，只存在于私人的、收费昂贵的特约门诊。

优秀的科技可以改变这些。随着更好的设备和算法能完成医生所无法完成的工作，医生们可以被解放出来全身心关注患者。这个乐观主义的观点并非空穴来风。

现代医学的成功实例

现代医学中到处都是成功的例子。我们成功地根除了天花，并且正在全球范围内清除脊髓灰质炎、疟疾、麻疹、风疹等曾经杀死过数百万人的传染病，从出生之日起计算的世界平均寿命从 20 世纪 60 年代的 47 岁到 2015 年已经接近 70 岁，到 21 世纪 40 年代预测将超过 70 岁，到那个时候，发达地区的人口平均寿命将突破 80 岁。我们只用了几十年的时间就将寿命延长了接近 40 年。手术计划、麻醉术、体外受精、早期癌症预防和 B 超都是最好的实证。

医生可以利用失明多年患者的干细胞来为他们恢复视力；先天肢体畸形或者因事故截肢的患者能够安装可以通过意念控制的机械假肢；艾滋病的治疗方法在持续改进；针对变异基因和癌细胞的基因治疗正在被更广泛地应用；常见的慢性疾病（例如高血压和糖尿病）通过新型药物和手段正在得到更好的控制。现代药物相比几十年前正在显著改变我们的生活，更不用说 19 世纪甚至更早了。

但是，大部分人并没有认出这个惊人的增长变化，因为对于健康来说永远没有足够好。我们期望诊断可以快速且完美；所有的治疗都没有副作用和并发症；癌症只是我们人生旅程的小颠簸，而非终章。没有人可以被动地服用一片药就能痊愈，而是需要我们共同努力，这便是医疗的真谛。

患者和医疗体系的相互关系只是问题的一部分，更重要的一部分是自我护理，这反而是医学的主要形式。随着现代医学的进步，人们往往会认为自我护理的角色会越来越不重要，但是就医前不能做好自我护理可能成为未来医学的最大威胁。

这应该是一切开始的地方，比如说我精通于认知我的生理、情感和心理健康，这样我就可以保持健康，而当我需要时，我会求助于专业看护者。成为自己的健康“专家”这一概念在过去几十年没有得到发展，那我们也可以预见未来也不会有所改变。但更好的技术会促使健康在医院设施之外得以量化，从而增加了变革的动力，这是从前不可能发生的。随着科技的进步，医疗体系内的人们开始接受这一观点，而体系外的人们也会逐渐接受这一观点。

可穿戴设备、智能衣物和医学设备正在逐步改变我们的生活。在短短几年的时间内，智能手机、平板电脑、智能手表已经变得非常普及，我可以通过手机获取健康参数和记录变化，微型附件可以检测血醇含量、诊断疟疾、发现耳部感染。诸如此类的可能性对医疗体系内外的人都变得唾手可得。

测试数千人的遗传背景和基因组如今也可以实现了。2001 年测定一个人的基因组需要花费 30 亿美元，2015 年只需大概 1~2000 美元，这个成本还在持续降低。这些基因数据可以作为定制化药物处方和剂量的参考，可以避免不必要的二次就诊和药物副作用。对于例如肺癌和乳腺癌一类的癌症，针对肿瘤细胞的靶向化学疗法已被应用。尽管医疗未来的可能性将无可比拟，但是我们不能指望医生们来引领这些革命。

处理患者的例行事务已经让医生们不堪重负，更讽刺的是，作为最该高瞻远瞩的政策制定者和政府，却对即将到来的革新毫无知觉。我们想去改变一个体系，就必须改变体系中的人。拿患者举例来说，他们不被鼓励，甚至不被允许去打破现有的医疗系统，尽管他们所具备的能量巨大。事实证明，只有具备核心驱动力，改革才会成功。

第3章　变革阵痛

打破“象牙塔”

数千年来，在医学领域这座“象牙塔”里，医学信息和医疗设备的获取渠道往往是单一的。只有训练有素的专业人员可以学到医学的方法与秘诀，并通过同行的研究获取信息。在过去几十年里，我们周围的世界已经发生了天翻地覆的变化，而医疗领域的等级分明、家长制的结构仍然一成不变。

自 1991 年以来，从购买生活用品到与朋友沟通，互联网开始接管了我们所做的一切。从一开始的移动电话，到后来的智能手机，无论我们走到哪里，数字世界就在我们掌心。随着 2015 年 Facebook 用户突破了 13 亿，即时通信软件传递的信息超过了手机短信。像 WebMD 和 MedLinePlus 这类网站为数百万搜索用户提供了健康方面的信息；生物医学研究数据库网站 Pubmed.com 可以为任何人提供医学研究信息。除了医学之外，所有一切都在发生变化。

幸运的是，被赋予权力的患者正在打破这个象牙塔，他们知情并可以获得所需的信息，希望与医生一起参与到其医疗决策当中去。这些被授权的患者懂得如何利用社会医学和互联网来掌握自己身体状况的实时情况，甚至会去获取治疗的其他观点，从有着相同疾病的患者那里听取建议。令人可喜的是，这些都节约了医患共同的时间与付出，摆脱了传统医学的桎梏。

Pubmed.com 网站上有超过 2300 万篇医学开放论文，所有的健康体征都可以被监测。尽管如此，我们还需要时间去适应这种新的变化。

医生们也需要走出“旧世界”去直面患者，单单这一个行为就会打破该行业一千年以来的传统。我想详细地解析一下这个观点：医生从最开始就被受训为患者的“上帝”角色——指导患者做什么、怎么做、服什么药，不会有人反对。学生要学习十年才能成为医生，然后通过数十年的工作获得尽可能多的临床经验，学习使用医学仪器，开展他们的医学研究，而这个模式已经持续了上百年。如果你去看史蒂文·索德伯格（Steven Soderbergh）导演的美剧《尼克病院》(*The Knick*)，就会对早期的医学有更详细、更深刻的认识，你会发现早期的从业者克服了怎样的困难才达到了现如今的医疗质量。

我了解到许多患者在网上了解他们的身体状况，引发了医生的愤怒和所谓的“权威挑战”。抗拒患者授权的医生不能做到与时俱进，如果他们可以做出改变顺应趋势，那他们就会发现让患者参与决策过程会带来更高的满意度。

我记得 2005 年左右我还是个医学生时，曾经遇到过一个临床问题，让我感到从未有过的糟糕，当时我很想获得医疗专业的帮助。几年后，社交媒体的出现提供了解决办法。十几年来，我享受着这其中的便利，与成千上万志同道合的专业人士取得了联系，并且能够随时获得他们的帮助。任何一个医学专业人士和授权患者都应该在遇到问题或者需要支持时得到其他人的专业帮助，社交媒体可以成为他们中间的桥梁，同时这也是我们的需要。

“象牙塔”的倒塌

对于人类来说，打破一座旧的象牙塔再创造一个新的模式并不是一件难事，只是时间上的问题。医学生和执业医师必须从世界各地获得新的技术（例如数字化技能），而不是将自己限制在某些机构内。相较于成为开启象牙塔大门的钥匙的持有者，他们更应该成为数字化浪潮中患者的引导者。这对于医学界而言将是一个巨大的转变。通常，医生在治疗具有抗药性的患者时面临的困难会越来越多，甚至对此完全无计可施。他们需要不断学习新的技术，并能够为他们的工作选择最合适的技术。但众所周知，这对于不善接受改变的医学界来说是毁灭性的。然而，即将到来的 e- 患者浪潮将打破这一局面。

为了与医生共同做出决定，e- 患者会将自己量化，并向医生提供自己的健康数据。这无形中会给医生增加压力，迫使他们在这方面做得更好，否则患者将会另寻更适合他们的医生。这恰好是发达国家医疗保健的主要推动力。

通过合适的教育，我们可以让医生们走出象牙塔，使他们更好地完成工作，节约时间，并防止他们感觉力不从心。同时，我们也需要患者迈出重要的一步，即对他们进行健康管理。绝大多数患者只有在生病并被确诊后才开始关心自己的健康状况，然而在此之前，他们对自己的心理或身体健康并不关注。并且他们往往会在确诊后，提出不切实际的要求：希望不改变自己的生活方式，仅通过药物就能完全治愈。这简直是天方夜谭！

患者需要关注自己的身体、情感和精神健康。吸烟、酗酒和不良的饮食习惯已不再单单是影响正常生活方式的要素。为了实现正常的生活方式，我们需要营造一种健康的生活环境，而不是为了追赶潮流而进行健身。这一挑战的难度并不亚于转变医生的技术。但对患者来说，拥有一种健康的生活方式要比不健康的生活容易得多。现在的科学技术可以将我们的健康水平进行量化，并告知我们如何进行提高。我们必须抓住这个机会，积极主动参与，这样才能把自己的健康问题掌握在自己手中。

了解自己健康状况的患者与专业的医生共同合作可以做出最好的决定。这听起来可能过于乐观了，但事实并非如此。这就好比即使是在一辆自动驾驶汽车中的驾驶员也应该坐在驾驶位上，即使医生负责看病，患者也应该控制自己的情况，拥有自己的医疗数据。但是患者在接受治疗时往往将所面临的问题归因于人为失误或运气，它应是经过智能算法和类似技术精心设计和自动化的。而医生在这一比喻中应身处何处？准确来说，医生应坐在患者的旁边。

角色的不断转变

科技革命的不断进步改变了医疗保健中各个角色的位置：患者的权力越来越大，也变得更加积极主动；医生越来越善于使用数字化制定治疗方案；决策者了解技术领域正在发生的事情，并在公共层面展开讨论。虽然这种角色转变在科技时代尚未开始，但新的发明明显加快了这一进程。

现在研究人员使用的是与以往完全不同的方法。他们不再是通过观察得出结论，也不再是在图书馆里寻找资料信息，把发现写在纸上，而是与覆盖生物技术的庞大数据库合作，使用超级计算机进行分析。他们在 ResearchGate 等科学社交网站上发布自己的研究成果，并将自己的成果发表在如 PloS 等开源式数字期刊上。

曾经，护士们身穿统一的制服，脚穿牛津系带鞋，头戴一顶独特的帽子；几十年前，患者住院的时间更长（以前平均为 11 天，而现在为 4 天）；打字机和玻璃温度计也盛行一时；最初，将患者从病床上抬起来仅能依靠一位强壮的护士，如今，护士在初级和长期护理中的占比越来越多，他们通常会不断获取与药物和身体机能方面相关的信息。护理已经成为越来越专业化的工作，同时也是患者与医生之间沟通的桥梁。

医疗保健中的每一个角色都在发生变化，但为什么医学专业人士和最重要的参与者——患者却没有改变呢？

曾经有一段时间，触摸患者（即按诊）并不是医生问诊的一部分。因此，那个时候尿液检查成了判断病症的标准方法：通过视觉检查患者的尿液来发现疾病的相关症状。当时的医生可以通过观察患者尿液的温度、颜色等特征来诊断糖尿病、黄疸、炎症，甚至肿瘤。

很多年以后，医学才成为一门专门的学科，医生也因此成为寻找某些医疗状况背后的原因的学者，而尸检也逐渐成为医学教育中不可分割的一部分。18 世纪早期，荷兰医生赫尔曼·布尔哈夫（Herman Boerhaave）希望通过第一手床边观察来加强理论知识，因此创造出床边教学。他的这一新方法传遍了整个欧洲，改变了医学教育。

在 1816 年法国医学教授勒内·雷奈克（Rene Laennec）发明听诊器以前，医生们都是采用将耳朵直接贴在患者胸部的方式来听患者的心肺声音。而这也让女性患者感到十分尴尬，并且如果患者过胖，那就无法听到太多有用的声音。勒内·雷奈克教授无意中看到孩子们玩的中空长棍，他们将耳朵贴在棍子的一端，另一端如果用针划过，声音就会放大。受此启发，雷奈克设计了其人生中的第一个医疗工具——一个长 25 厘米、直径 2.5 厘米的空心木质圆柱，即如今听诊器的原型。

他在 1818 年的一次会议上提出了这一发明，但是医学界却没有采纳。甚至在 19 世纪末，美国心脏协会的创始人听诊时也是将一块丝绸手帕贴在患者的胸腔上进行诊断。

雷奈克于 1826 年死于肺结核，享年 45 岁。他的仪器经过后人的进一步完善才达到今天的水平。

便携式超声波设备能够让医生实际看见以前那些他们只能用耳朵听见的。埃里克·托普博士在《未来医疗》中写道，因为便携式超声波设备的发展，他已经很多年没用过听诊器了，现在他只需通过便携式超声波设备就能看到患者的心脏状态。日新月异的科技不断重塑着医生们的工作方式，但是过去几年的创新把这种真理推向了另一个层次。现在的技术发展太快，以至于现行的法律法规无法与之匹配。

20 世纪将实验室指标和血液试验带到了日常医学中。第二次世界大战后，医学教育蓬勃发展。尽管医疗保险使得除了富人以外的更多人能够享受到医疗保健服务，但医生与患者之间的疏离也开始加速。这种疏离拉大了患者和医生之间的距离，也拉大了技术进步和日常医疗之间的差距。

医生今天所扮演的角色不会是他们在医疗行业中扮演的最终角色，而且还会不断变化。在过去的几十年里，人们对医生的要求远远超过了他们的能力范围。他们必须与时俱进，掌握科学的医疗方法；对患者充满同情心并给予充分的关注；发表医学论文、教育学生、学习新技术；甚至在行政管理、法规和医疗事故的法律威胁日益糟糕的情况下不断进步。

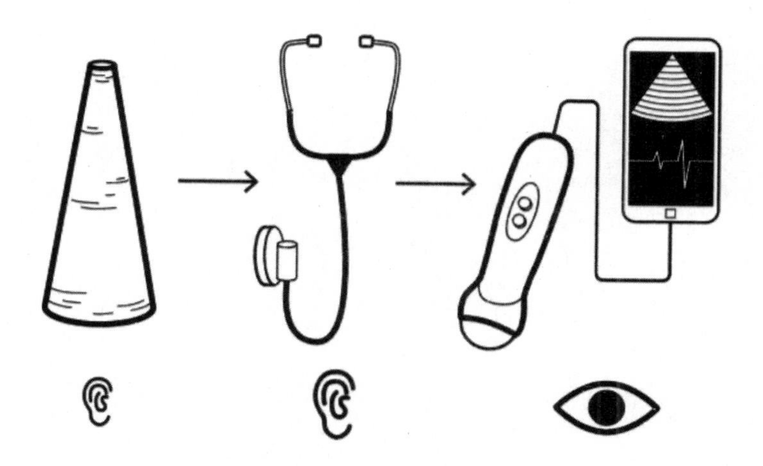

没有任何一个医生能够掌握所有专业领域的知识，他们也无法获得充足的经验以及能够将他们的想法充分传达给患者的完美沟通技巧。患者也应该分担一些责任，因为这不仅关系到他们自己的健康，还能够将医生解放出来，让他们去做自己最擅长的事情——治疗患者。如果不是得益于越来越多的技术应用，这种情况将难以实现。

认知计算机可以将所有信息收集存储，医生可以像调用自己脑中的数据一样随意调用计算机中存储的信息；测量重要健康参数的小工具让医生有时间倾听患者的心声，与他们交谈。这些都是简单的例子，但要在日常医疗保健中应用未来主义的技术，我们必须能够看到我们的前进方向。

第 4 章　你我在未来所扮演的角色

我们能预见未来吗

1995 年，我收到了一台 AMIGA 计算机，从此就爱上了它。从那以后，我所拥有的每一台计算机的计算能力越来越强大。20 世纪 90 年代，我父亲拥有了一部世界上最早的手机，它有手提箱那么大。2014 年，智能手机和平板电脑超越了个人电脑，智能化时代已经到来。作为一个电脑迷，键盘和厚厚的显示器伴随着我的成长。触摸屏在我 20 多岁的时候才进入我的生活。

现在，孩子们可以直接在 YouTube 上搜索动漫，他们早在上小学前就已经将这种网络技术熟练掌握了。令人惊叹的设备网络以及分享日常的每一时刻将成为人们生活中重要的组成部分。如果人们没有培养出比机器人或者算法更出色完成某些任务的技能，那人们将彻底失业。

如果出生于 1946—1964 年间的婴儿潮一代和出生于 20 世纪 60 年代到 80 年代的 X 一代认为他们受到了来自技术的挑战，那么千禧一代和 Z 一代的人将在他们的生活中不断面临这样的挑战。如果他们对此做好了准备，并调整好状态，那么这对于他们而言可能会是一件好事。

技术奇点预测技术爆炸会给人类带来严重的后果。人工智能很可能会开发出属于自己的超级智能，并能够操控一群基本上算是无所不能的纳米机器人。宇宙学家斯蒂芬·霍金（Stephen Hawking）和特斯拉公司创始人埃隆·马斯克（Elon Musk）都表达了他们对人工智能可能毁灭人类的担忧。詹姆斯·巴拉特（James Barrat）讲述了我们可以用来阻止或者至少减缓这一过程的方法。人工智能专家尼克·博斯特罗姆（Nick Bostrom）阐明了超级智能可能造成的潜在后果。

埃里克·托普博士一直是数字健康领域的领军人物，他倡导使用智能手机，通过技术实现患者授权。但另一些人也警告说，过度依赖科技会减少人与人之间的联系。这两种观点之间的博弈很难让人清楚地了解医学领域中究竟发生了什么。

与其试图预测未来会发生什么，不如着眼于最有希望的方向。这样做需要指数型思维和寻找其他行业趋势的能力，原因如下。

1900 年，法国的艺术家为当时在巴黎举办的世界博览会设计了一系列明信片。他们的目标是对 2000 年进行描绘。他们对教育、交通、家庭、音乐和日常活动将如何改变做出了大量奇怪的预测，但也许是受到线性思维的局限，他们忽略了周围正在迅猛发展的技术。

例如，他们想象未来将有机器人乐队在音乐厅演奏，但那为什么不是数字音乐呢？创造数字音乐远比教机器人拉小提琴要简单得多。他们想象，以后我们只要把书放进机器，然后转动手柄就能把书中的知识传输到学生们的大脑中。既然都可以想到通过电极传递思想，那么为什么没有数据呢？我们真的需要消化书本中的知识吗？这样的例子大约可以从多达 80 张明信片中找到。

线性思维是一种遵循已知循环或循序渐进的思维过程，在进行另一个步骤之前，必须对一个步骤做出反应。技术不再遵循这种循序渐进的规则，我们必须调整自己的方法以适应未来。我并不是说每一项技术都在呈指数级增长，但它们肯定已经超越了线性阶段。

第二个例子是朝鲜的一位年轻建筑师，他得到了一次可以展望朝鲜城市未来的机会。他提出了建设绿色都市的创意：在一幅室内设计图中，他呈现的是床头柜上放着一个旋转式拨号盘电话。就像那些接触有限的现代理念的建筑师一样，如果我们不能跳脱出自己的领域，放眼全局，就不可能做出有用的预测。

线性思维和我们无法跳脱出自己的领域将阻止我们看到塑造未来的关键趋势。我们在怀揣梦想的时候要勇敢些！恺撒基金会（Kaiser Foundation）在这方面就是一个很好的表率。20 世纪 50 年代，恺撒基金会赞助了一项大胆的机构项目——未来医院。在该项目设想中，患者在到达医院前，其病例将通过输气管直接传输至医生手中；医院的手术室中安装着明亮的大灯；妈妈们可以在滑动的抽屉中查看她们的宝宝。虽然这些设想在如今的医院中已经十分常见，但仍有未实现的。如果我们没有远大的梦想，那么改善医疗的重要进程将需要几十年而不是几个月的时间。

小幅度的发展已无法满足当今社会发展的需求，我们需要的是比以往任何技术都更具革命性、更高效、更安全、成本更低的技术。

颠覆行业发展的卓越技术

鉴于过去十年医疗实践的变化，有两件事是确定无疑的。技术本身解决不了全球医疗保健所面临的问题。如果它能解决，那么更好的技术将会立即带来更好的护理，然而这种情况鲜有发生。但是仅有人文关怀已显不足，许多医生和患者认为，技术进步或人文关怀将主宰医学的未来，但我认为两者会并驾齐驱。

患者与护理人员相处的时间非常少，这是一项只有少数人才能享受到的特权。那么，如何让患者与护理人员的接触成为医疗保健行业中的一种普遍现象呢？

在其他行业，技术发展的不准确或不平衡，以及缺乏对新方法的约束规定可能会导致各种问题的产生，但在医疗行业中，这不仅会产生问题，还会引起混乱。医疗保健行业与人的生命健康密切相关，是一个敏感产业，有很多限制和严格的规定。

随着新技术的出现，如果一个行业无法提供与其他行业相同的质量、效率和进步，那人们就会放弃它转而寻找其他替代方案。这大概是那些蛇油推销员才会期待的场景。在当前情况下，护理的成本和可得性不会急剧下降。降低医疗费用的唯一途径是进行颠覆性创新，而这些创新不仅能够改变整个医疗体系，还可以彻底将其颠覆。

20 世纪初以来，汽车制造商开始不断地对汽车进行改进。内华达州是美国第一个通过无人驾驶法案的州。2014 年，谷歌公司发布了一款没有方向盘和油门的 100% 无人驾驶汽车。到目前为止，这款无人驾驶汽车已累计行驶了 100 多万公里。虽然这辆车目前还无法识别警察和临时交通信号，但截至 2015 年，它仅发生过一些小事故。如果一切按计划顺利进行，运输业发展将出现一次重大革命。马路上的汽车会越来越少，交通拥堵将得到缓解，停车也将不再是难题，我们还可以一边旅行，一边工作。

特斯拉公司创始人埃隆·马斯克认为其公司不仅是一家汽车制造商，同时也是一家软件公司。特斯拉车型中的软件即使是在晚上驾驶员休息时也会不断更新。得益于先进的传感器，新车型可以在黑夜中进行导航，但该项技术目前并没有得到法律法规的认可。该公司正与美国相关监管机构沟通，商讨何时正式启用汽车上的这些新功能。德国等国家目前正在大力发展高速公路上的电动汽车充电基础设施，并提倡使用电力而非碳燃料。随着时间的推移，电动汽车将减少二氧化碳的排放，降低城市中的温度。

20世纪60年代，在电视蓬勃发展后，八九十年代出现了VHS磁带。自CD、DVD之后，蓝光光盘成为观看电影新的标准格式。2010年后，在线视频不仅改变了我们看电视的方式，甚至改变了电视剧和电影的制作方式。2015年，奈飞（Netflix）公司投入近五亿美元制作新节目。然而，许多国家仍然没有出台明确的法规来规定这些流媒体服务是否合法。

2014年，亚马逊公司发布了一项重大声明，宣称其用户在网上下单后几分钟内，无人机就会把产品送到家门口。随后，美国联邦航空署批准使用飞行器作为货物交付的一种方式。但不幸的是，这些规则在法规颁布的过程中已经过时了。

优步（Uber）公司正在稳步成为一家全球性的运输公司。优步公司允许消费者通过其手机软件向普通的私家车司机发出出行请求。虽然许多国家的批评人士说使用非正规的出租车是不安全且非法的，但网约车仍旧越来越大众化。尽管有不少批评浪潮，但优步公司还是筹集了超过28亿美元的资金，在超过50个国家的200个城市开展了业务。这一商业模式过程被人们称为“优步化”（Uberification）。

谷歌公司收购了多家初创公司或企业，涉及深度学习、人工智能和机器人技术等多个领域。波士顿动力公司（Boston Dynamics）是谷歌公司收购的一家机器人技术公司，该公司拥有一大批机器动物和人形机器人，如佩特曼。在过去的两年里，谷歌公司通过收购十几家公司扩大了自己在机器人技术领域的知识和经验，超过了以往任何一家公司或机构的规模，它还开始与强生公司合作，设计外科手术机器人。

雀巢公司开设了一个专门从事食品3D打印业务的部门。现如今，我们的家中并没有3D打印食品，只有少数公司关注这种可能性。雀巢公司看到了这个领域中的机会，并希望在食品打印成为家庭中常见的一种烹饪方式时已做好准备。

化妆品行业巨头欧莱雅公司正在与美国 Organovo 公司（该公司采用 3D 打印技术能够生产出与生物肝脏功能无异的肝脏组织）展开合作，希望为它们的产品测试生产出合成皮肤。这些例子听起来如科幻小说一般玄幻，但却又都是真实发生的。

许多大公司都意识到了各种技术的潜力，并试图预测其可能的发展方向，如果它们现在不采取行动，将来很可能会面临破产的困境。医疗行业也需要有类似的远见，如果我们现在不采取行动，科技就会取而代之，而这并不是大家喜闻乐见的。

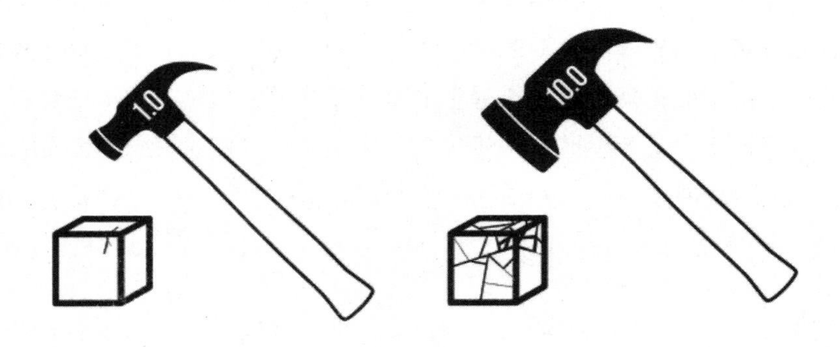

是时候提升我们的健康水平了

人类生物系统有其自身的自然改善周期。其他灵长类动物的大脑在其出生时便停止了生长，而人类的大脑在大约 2 岁前都会持续产生新的神经元，直到 25 岁才完全成熟。人体在短短不到 20 年的时间内会经历荷尔蒙和新陈代谢的蜕变。人体免疫系统会为了对抗微生物产生新的抗体。35 岁以后，我们每天开始失去成千上万的脑细胞，女性在 50 多岁时会停止排卵。所有这一切都表明，许多生物学变化会在我们身体内自发地产生。但是，我们可以通过收集有关这些变化过程的数据来改变生活方式，或者通过技术实现直接的分子改变来影响这些过程。

软件会升级，但人体不会。如果我们科技融入生活中，可以提升我们的健康水平，从而改善我们的健康状况或减少疾病的发生率。从这个意义上说，提升意味着使用更多的技术来收集数据，做出正确的决定，从而提高总体幸福感。这样听起来似乎是在着重强调技术，而非生物机能，但我的意思恰恰相反。颠覆性创新技术能够改善我们的健康，增强医疗实践的人文因素。事实上，我认为只有使用比现在更多的技术才能实现这一点。如果我们想要在全球范围内提升卫生保健水平，那么颠覆性技术必须在所有地区得以普及。如果一项技术实现不了这一点，那么只能说明这项技术还不够好。

电话用了 75 年才普及 5000 万用户，而同样的受众量，收音机只用了 38 年，电视用了 13 年，互联网用了 4 年，Facebook 用了 3.5 年，而手机上的应用程序《愤怒的小鸟》（*Angry Birds*）只用了 35 天。但由于某些严格的规定，医疗领域的创新并不会如此迅速地在大众中普及。人们往往也会将自己的注意力放到手机上，而非自身的健康状况上。

医生的缺乏导致全世界的医疗严重失衡。据世界卫生组织估计，全世界约有 430 万名医生、护士和相关医疗工作人员的缺口。没有一门医学课程能在未来十年解决这个问题，但医疗却是不可或缺的。幸运的是，远程医疗或“远距医疗”已初步取得了一些成果，而最近新技术的迅速兴起将使这项远程技术覆盖世界的更多地区。

数字听诊器、可穿戴设备、ECG 智能手机支架可以测量所有生命体征和健康参数。机器人远程监护设备除了无法与患者握手和进行身体检查之外，可以将医生的面部和声音完美地传递出去。力反馈手套是一种新兴技术，使用双方穿戴同样的手套，即使是在远距离触摸一个物体，都能获得相同的感觉。这一技术已出现一段时间，未来几年，它的着重点应是对尺寸和质量进行改良。

技术的出现在一定程度上能够缓解医生紧缺的现象。有些人反对技术的理由仅仅因为它发生在不同的地理空间，违背了传统的医学结构。这些批评者还固执地认为，人类疾病的治疗只能以几千年来传统的方式进行，就如古希腊和古罗马文明时期的治疗者试图用镊子、手术刀柄、钩子和勺子等工具来治疗人类。

随着社会的进步与发展，医生们不再依靠迷信的治疗方法，转而将注意力放在了科学的方法上。20 世纪，人们的关注点是进一步改善 90 年代出现的循证医学。当医生开始对患者的症状进行更系统的诊断分析时，数据量开始变大，再也无法进行人工分析，更不用说跟踪分析了。

我们应该承认人类思维有其局限性，转而求助于我们所创造的工具。认知电脑、增强现实技术、3D 打印和基因组学都有可能颠覆医疗保健领域。几十种类似的技术能够立即做到这一点，只是我们自己还没有做好准备。我们无法了解每一项新发明的细节，但这也不应该是我们的工作，我们能做的就是开始寻找改变自己的动力。

我的太太愿意出去跑步是因为我答应和她一起，而我愿意出去是因为我可以用穿戴式设备测量身体的数据。什么样的动机能够帮助一个人保持健康或改善他们的工作状态并不重要，重要的是他可以找到这样一个动力。没有任何组织或政府能够彻底改变医疗体系，只有我们积极主动地参与，才能做到这一点。

我们不能放弃对健康生活的向往，要用更好的技术来提升我们的健康水平，保持医疗质量和人与人之间的联系。我们可以熟悉技术发展，学习道德问题，并开始改变自己。现有的革命性技术能够解决我们的大部分问题。

让我们从照顾自己的方式开始改变，并不断对我们所擅长的事进行改善。发明家推动技术的发展，市场也将产生更大的公司需求。接下来的几年是人类进化的转折点，也是一生难得的机会，千万不要错过了。

基于当前所有的趋势，我对医学的未来持乐观态度。医学将变得更以患者为中心、更有效、更数字化。患者会变得更加关注自身的情感、精神和身体健康。他们更希望在医疗保健方面，与那些时间、精力和注意力充沛的医生合作，以他们所希望的方式进行互动。

技术的不断更新将使之成为可能。决策者将更关注大数据，并就如何重塑医疗服务方式得出最佳结论。贫困地区将获得更多的基本医疗服务，包括远程医疗、3D 打印技术和互联网连接。无论哲学思想或社会运动如何发展，健康都将是首要的社会问题。

当我开始研究技术革命的现实例子及其对医学可能产生的影响时，我对这些优势越来越感兴趣，同时也对威胁和伦理问题感到担忧。在接下来的章节中，我将从积极和消极两个方面，介绍我们现在的处境和我认为的我们未来的发展方向，以便我们有一个全面的认识。

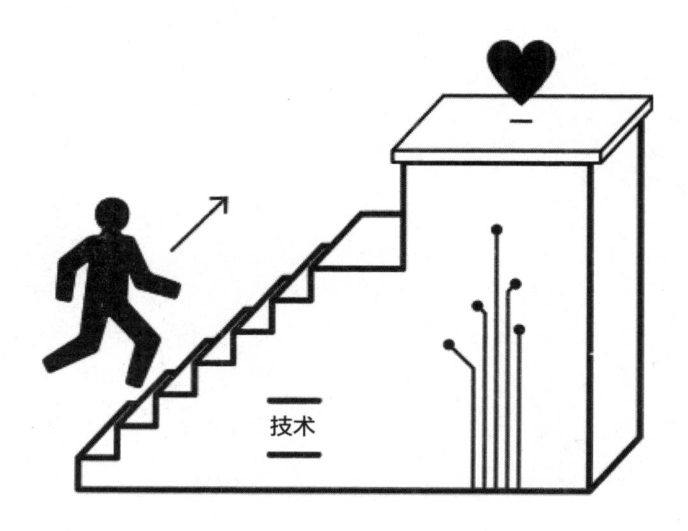

第二部分 MY HEALTH：UPGRADED

Revolutionary Technologies To Bring A Healthier Future

未来医学最令人兴奋的议题

MY HEALTH: UPGRADED

Revolutionary Technologies To Bring A Healthier Future

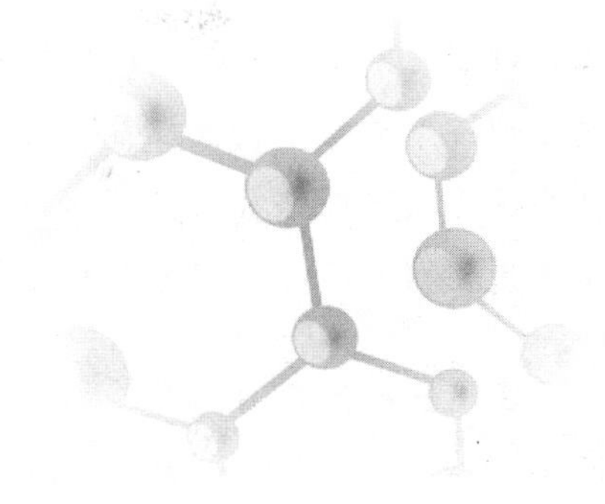

由于当前还没有任何医疗系统为即将到来的技术革命做好准备，伦理道德问题将会在未来几年日益凸显。另外，我们还必须应对生物恐怖主义、医疗设备远程控制，以及经济区域差异造成的隐私权、生物伦理问题，甚至“超人类主义”的冲突（简单来说，就是科学技术将为人类提供一种未来派技术，使人们超越当前人类生理形态，并实现“超然”的梦想）。在生活、工作中，甚至公开领域中开始讨论这些问题是十分必要的，因为我们只有清醒地认知改革浪潮中所需具备的能力，才能更好地提升我们的健康。

我们的生活将如何转变？我们对此是否很迫切？我们又允许科技改变多少？这些变革将对我们的社会造成多大风险？从以上问题入手，与行业内外的人士一起讨论，将成为本部分美好旅程的第一步。

多年来，我一直在进行这方面的对话。每年我都会往返于全球各类相关的活动，与公众共同探讨科技影响对于医学的利弊。虽然我喜欢作为一名医学未来学家发言，但听众们提出的问题往往很吸引人，也很复杂，让我受益匪浅。他们其中有医疗专业人士、行业专家、年轻的企业家、学生，甚至患者，我们在过去十年里探讨了上千个问题。

学生主要会询问他们该如何应对改变；医生会问他们是否会被机器人取

代；行业专家则主要关心商业机会；工程师询问实际的解决方案，以及如何更好地在家里使用这些设备；患者则倾向于询问道德问题以及他们应该为自己的医疗状况做些什么。有意思的是，患者们往往在这之前已经向他们的医生问过相同的问题，却都没有得到满意的答案。

在这些人中，有的看起来十分乐观，有的则感到很好奇，还有些人对未来感到愤怒或担忧。我喜欢接受他们的挑战，并且已经“身经百战”了。有时这些问题会改变我对未来的看法，对此，我表示衷心的感谢。

几年前，我开始记录这其中的最佳问题。我的笔记不仅是关于问题的，而且是关于这背后的故事和人的。他们的担心、怀疑、热情或愤怒一定有其自身的原因。我认识到，这些问题的答案对于大众来说并没有特别的意义，却是从事数字智能健康领域的专家的重要材料。

我十分兴奋地与那些无法参加特定会议或从权威机构得到他们想要的答案的人分享这些答案。

接下来的章节将重点介绍我所遇到的40个最令人兴奋和最有趣的问题。这些问题的答案旨在阐明每个话题，以及它们的道德问题和潜在优势。考虑到Twitter可能是此类讨论最时髦的方式，我使用#hashtags来帮助聚焦其他对特定标签感兴趣的人。作为一个电影迷，我当然不能让你错过相关的电影。这些你可以在每个标题下找到。

我把这些问题分成三个部分：“日常生活”部分包含了影响我们生活、饮食或工作方式的答案；“颠覆性趋势”部分介绍了从3D打印到人工智能等当前最有前途的发展趋势和技术；“超越现实”部分预见了社会的广阔未来，以及我们还看不到的东西。我邀请你去发现科技是如何已经改变、即将改变、不应该改变我们的生活的那一部分。

第 5 章 日常生活

为什么你要在家里测量心电图

 # 可穿戴设备 # 数字医疗 # 移动医疗 |《机器人与弗兰克》（2012 年）

在所谓的可穿戴医疗革命刚开始的时候，我曾在伦敦做了一次演讲，介绍近些年来我是如何量化自己的健康状况的。我讲述了如何给自己的精神、情感和身体健康打分，然后通过测量自己的生命体征、睡眠质量和日常活动来改善我的生活方式。我还演示了一些我使用的小设备。结果一位医生站了起来，似乎是有点生气，讽刺我为什么要在家里测量心电图。他似乎担心患者可能会在他背后测量这些参数，从而使自己作为医生的权威受到侵犯。

这是一个非常典型的反应。一些医生认为，如果患者可以获取到以前只能通过医生才能得到的信息，他们可能会遭到“冷落”。我正在努力证明他们是错的。我首先假设这些人的观点是患者没有必要自己测量每一个健康参数，而且在没有适当监督的情况下，此类医疗设备可能会被过度使用。这个观点从某些角度来讲是对的，但实质上他这样想，问题更为严重。我最初的回答很简单，我自测心电图是因为我拥有这样的设备。但后来一位医生朋友开玩笑地告诉我，如果她的丈夫有这样的设备，他会每隔五分钟测量一次心电图。

拥有这些可穿戴设备，让我感觉很棒。现在越来越多的产品投入商业应用（还有不计其数的产品即将问世），一时间很难清楚地知道该如何正确地应用它们。这种技术革命（甚至可以说是技术进化）始于 20 世纪末，一个可以测量使用者每天行走的步数、距离以及燃烧卡路里的追踪器问世。再后来，从 2010 年开始，人们开始测量体温、睡眠质量乃至大脑活动，甚至婴儿的进食时间等其他健康参数。

2014 年的一份报告显示，在 16 至 24 岁的年轻人中，有 71% 的人希望拥有可穿戴设备。而当时行业预测 2018 年可穿戴产品的市场价值将达到 120 亿美元，出货量预计为 1.12 亿件，每三个美国人中将至少拥有一台计步器。

谷歌公司的 Fit 和苹果公司的 Healthkit 项目取得了许多进展，但仍无法拉近现有数据测量与未来数据需求之间的差距。如果你的智能手机上有这些应用程序，那它们会测量你走了多少步，走了多少公里，消耗了多少卡路里。你也可以安装其他的 App，这可以将你的数据聚合到一个系统中。虽然这些应用会增加你的电量消耗，但远远还未达到我们想请私人教练的需求。

我在演讲中提到的心电图设备是 AliveCor 公司生产的。我将它放在我的智能手机后面，就可以在屏幕上同步显示我的心电图，然后只需 30 秒的时间，它就可以完成数据分析并报告任何异常，如房颤。房颤是中风的主要原因，临床表明，如果及时发现和治疗，那么预防中风的概率可以高达 75%。我也可以向心电图专家寻求专业建议，他们会在几个小时内远程会诊，并且价格也很低。

该公司创始人大卫·艾伯特（David Albert）博士告诉我，已经有数百位患者记录了他们不规则的心律失常，并通过电子邮件将心电图传给了他们的医生。

AliveCor 公司已经证明一些心悸患者有时会有严重的心脏问题，而这些患者的私人医生告诉他们，这只是一种焦虑。但已有超过 15 篇临床应用的行业论文，以及诸多行业领先的心脏研究中心呈现了不同的相关案例。例如克利夫兰诊所（Cleveland Clinic）的案例研究表明，这不仅仅是人们可以在柜台买到的医疗小设备，而且有其他重大的意义。另一项研究指出，患者对这种设备的易用性反馈也是积极的。

测量健康参数是非常有用的，这促使我们可以不完全依赖医疗体系。当然，之前说过的过度使用，或者基于提供数据的不准确假设、测量的精准度都是目前存在的主要问题，但我仍然相信自由使用比这些问题更重要。自 20 世纪 70 年代最早的可穿戴设备问世以来，量化自我运动（quantified self movement）的成员们就一直在推广这项技术了。他们会量化任何需要解决的问题，无论是改善睡眠质量还是减肥。他们也会在小组里分享他们所学到的手段，以及如何通过量化指标来改变习惯或生活方式。如今，“量化自我”已经从边缘走向了主流。

如果你无法选择哪款可穿戴设备，那不妨试一试 Lumoid 公司的服务。它是一家以提供相机短期租赁服务而闻名的公司，它会为你提供一套可穿戴设备，其中包含五种不同的健康追踪设备，用户可以在购买之前试用。在做出决定之后，用户可以将试用包寄回去，并直接从 Lumoid 的在线商店或其他供应商那里购买设备。

同时 DIY 可穿戴设备的运动也在兴起。会写代码的人可以 DIY 自己的个性化可穿戴设备。它可以包含 GPS 以及任何他们想测量的设备，设计灵感取决于他们的想象力。随着编程知识的普及，技术的研发者和使用者之间的差距将会逐渐缩小。消费者将开始从不同的角度看待设备和服务。他们可能会改变自己的行为，从而改变公司开发新产品的方式。

克里斯·丹西（Chris Dancy）以地球上“永远在线”的人而出名。他用大量的设备和传感器使他的家庭变得智能化——如果系统感觉到了他发脾气，就会在房间里播放古典音乐。丹西研究自己的数据，例如，他通过运动跟踪器和探测脑电图的头带分析其心率和大脑活动。他惊喜地发现，这样做增强了他的沉思练习，也帮助他克服了恐慌症和抑郁症。于是他开始在其他地方研究相关性，例如当他看同一部电视剧时，他的卡路里摄入量增加了。他意识到，当他睡得更香的时候他吃得更好。同时如果空气质量好，他也会睡得更好。

丹西认为有三股力量推动了这种个人健康管理的转变：第一，人们可以在网上找到世界上的任何东西，但没有关于他们自己的，然而他们想要了解自己的生活；第二，有一群这样的医生和相关提供者正在涌现，他们知道如何使用患者测量的数据来提供个性化服务；第三，从 Facebook 到 FitBit，各种设备、服务、应用和传感器都在投入使用，或者将很快通过我们的行为来提升我们在使用它们时的体验。我们的行为将成为一个数字轨迹，我们的生活将成为一个可编程的体验。与此相关的伦理问题将成为新的“隐私辩论”。

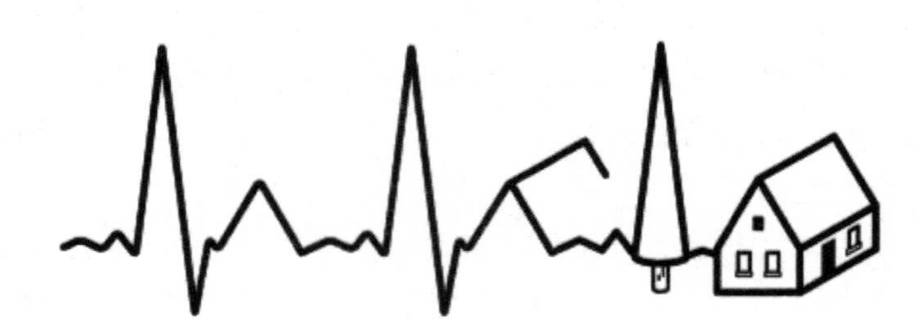

科技会改变糖尿病患者的生活吗

#糖尿病 #可穿戴技术 #糖尿病日 |《钢木兰》（1989 年）《记忆碎片》（2000 年）

我参加了由患者协会或大部分患者出席组织的公共活动演讲。我喜欢谈论他们用来管理疾病的数字渠道，以及可以帮他们找到处理同样问题的同伴社交网络。我还喜欢谈论科技革命如何影响他们的问题。我希望通过分享现实生活中的故事来激励他们成为自己的健康指导师。

在2015年中欧的一次会议上，我讨论了未来几个月有望实现的技术突破点，这些技术突破点有助于人们应对多种医疗情况。由于糖尿病是此次会议的主要议题，所以我对一位母亲提出的第一个问题并不感到惊讶，她想知道科技是否能改变糖尿病患者的生活，因为她的两个女儿都得了糖尿病。

为了推广科技尚未取得的进展而提供不切实际的希望肯定是不对的。我必须小心措辞，但作为一个乐观主义者，我无法掩饰我对科技未来发展的兴奋。糖尿病是影响着全世界四亿人的疾病。传感器、大数据分析和在线服务的新进展都对管理糖尿病大有帮助。我在这里举几个例子。

智能手机神奇的应用程序可以帮我们有效地管理糖尿病。奥地利一家公司MySugr发布了一组应用程序，为传统的糖尿病应用程序添加了游戏功能。该游戏功能旨在激励患者更好地控制他们的血糖。该应用程序从患者的血糖测量设备中导入数值，将数值输入日志中，并设有测验功能，来帮助患者深入了解糖尿病。MySugr Junior是一款适用于儿童的配套应用程序。这款游戏应用程序教他们如何通过驯服一个小怪物来控制糖尿病。孩子们每进一个球就会得到一定的分数，比赛的目标是定期获得特定的分数。该应用程序还能让家长远程关注结果。

VoyageMD可以帮助需要出门旅行的糖尿病患者提供有关糖尿病旅行的最新信息，包括住宿地点、旅行线路、清单、旅行产品评论和机场程序提示。

设备和应用程序会产生大量数据。一个名为Databetes的网站为记录和测量膳食及其对血糖的影响提供了一种数字方式，它还提出了分析患者疾病背后的大数据的新颖想法。这个想法来自创始人道格·坎特（Doug Kanter），他用活动跟踪器、食物记录、血糖仪和一些应用程序追踪了自己一整年的糖尿病数据。结果，他不仅改善了自身的血糖指标，还减轻了体重，从而实现了对血糖有史以来的最佳控制。

除了积累数据外，患者还需要互相支持，社交媒体是他们最好的渠道。糖尿病患者可以互相指导，克里·莫龙·斯帕林（Kerri Morrone Sparling）就是一个突出的例子。她通过在 Sixuntilme.com 的博客上分享她的经验和观点，成为糖尿病社区的主要代言人，并通过网络和面对面的交流让糖尿病患者不再感觉孤单。

社交媒体拯救了她所在糖尿病社区的生命，帮助了那些努力改善血糖控制的患者。它向人们表明，没有所谓的“完美的糖尿病”，但可以有受过教育和有决心的患者。它不鼓励人们堕落或放弃，相反，它激励人们尽其所能，寻求在家中和在医生办公室能找到的最好的医疗保健。强大的支持系统对糖尿病患者产生了巨大的影响。

提到袖珍小工具，MyDario 设计了一种可以插入智能手机的智能仪表，包括测试条、一个喷管装置，它可以在六秒内完成测量。雅培制药（Abbott Pharmaceuticals）公司在 2014 年发布了自由式 Libre 系统——一个防水的可穿戴传感器，通过一秒钟的无痛扫描读取血糖数值，即使通过衣服也可以将数据无线传输到智能手机上。

类似的皮肤传感器可以通过电流将血糖吸引到皮肤表面来测量血糖水平。前几年，糖尿病患者不得不通过刺伤自己并在一次性试纸上滴一滴血来测量血糖，这看起来很残酷。

大多数人都听说过谷歌眼镜—— 一种增强现实设备。谷歌公司还以数码隐形眼镜的形式为另一种增强现实设备申请了专利。它的一个辅助功能是根据眼泪中的糖含量来测量血糖水平。谷歌公司已经与诺华制药公司建立了合作关系，目的是开发出可以追踪糖尿病和矫正远视的智能隐形眼镜。

食物扫描仪是一项可以精确计算一顿饭中含有多少碳水化合物的发明。加拿大 TellSpec 公司在 2015 年发布了这样一款食物扫描仪，该扫描仪可以确定一种食品中实际包含的成分、过敏原、毒素、碳水化合物或卡路里的数量和种类。糖尿病患者可以根据具体的数据而不是猜测来确定他们的饮食。

胰岛素泵将胰岛素注入皮下，替代每日多次注射，并根据血糖监测和碳水化合物计数计算剂量。更好的方法是连续监测血糖水平，并相应地确定胰岛素和胰高血糖素的剂量。这将由一个模拟健康胰腺工作原理的计算机算法来指导。这实质上是一个人工胰腺——一个闭环胰岛素输送系统。波士顿大学的工程师已经开发出了这种仿生胰腺，并于 2016 年开始进行临床试验。

糖尿病并发症使得全世界每 20 秒就有一人需要截肢。在美国，超过一半的截肢手术会在五年内导致死亡。这些残酷的统计数据促使研究人员发明了智能 Sox。这些智能纺织品并非完全用线织成，其中还含有光纤和传感器，目的是识别有问题的运动，作为糖尿病并发症的早期预警信号。

另外两项激动人心的科技即将问世。第一个是智能胰岛素，当血糖超过预设水平时，它会在血液中被激活。当血糖含量恢复到正常范围时，它就会自动关闭。第二个是封装疗法，可以防止胰腺中产生胰岛素的 β 细胞的自身免疫被破坏。

许多糖尿病患者怀疑生物疗法会不会在他们的有生之年出现，但这些有前途的科技的确给他们带来了希望。

糖尿病只是造成深远和广泛后果的疾病之一。从阿尔茨海默病到心脏病，许多疾病的治疗方法很快就会发生巨大变化。例如，有一种被称为 Lift

Ware 的智能勺子，可供帕金森病患者使用，这种勺子可以适应他们的手部颤抖症状，这样患者就可以自己进食。科技可以帮助人们以轻松舒适的方式管理糖尿病和其他疾病。

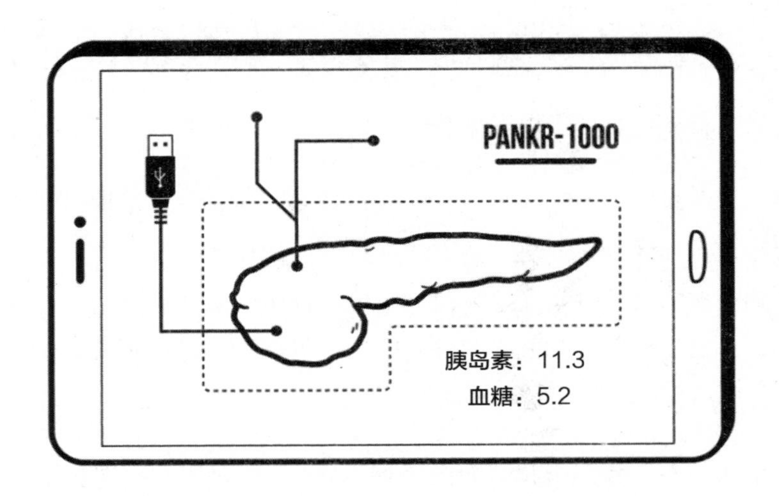

人们可以在家里测量生命体征吗

可穿戴设备 # 数字医疗 # 质量标准 |《超能陆战队》（2014 年）

一家跨国保险公司联系了我。它们想在竞争对手之前解决可穿戴设备的革新问题，于是邀请我去做一个激励性的演讲。这位 CEO 要求我举一些最违反直觉的例子，因为她希望销售人员能看到医疗保健的未来是什么样子的。我照她说的做了。当我结束演讲的时候，一位区域经理站了起来，看上去满脸疑惑的样子，问人们是否能在家里测量他们的生命体征。从他的语气可以明确地听出，即使趋势和统计数据都表明是他错了，但他还是坚持自己的观点。

健康的生活比不健康的生活更难，这往往需要花费精力、时间，还要花费更多的费用。但健康的生活方式应该被视为对我们自己的长期投资。能够更好、更长时间地活着本身就是一种回报。找到每天的动力无疑是一种挑战。自律的人可以保持他们的动力，而其他人则需要不同种类的帮助和激励。

首先，必须改变生活习惯。任何试图减肥、戒烟或放下智能手机的人都知道，改掉旧习惯和培养新习惯有多么困难。有些人必须尝试多次后才能成功，有些人则很早就放弃了。在没有数据和明确奖励的情况下，要让人们改变生活习惯几乎是不可能的。数十年来，Quantified Self 和 Weight Watchers 等组织一直在收集和分析其成员的数据。直到 21 世纪初，我们才拥有使数据收集更容易、更舒适的设备。可穿戴设备革命为我们的家庭带来了打破习惯的方法。

Tinké 设备可以测量心脏健康度，并允许用户将结果与不同人群进行比较。与前一周相比，FitBit 每周都会向我发送有关活动水平的最新信息。当我达到一个新的目标，如步行 1000 千米时，Withings 就会通知我。Muse 通过向我展示我每周需要保持多少的平均分来说服我参加放松训练营。分数、积分、徽章和游戏化的其他元素都可能是那些改变特定行为的人的最佳解决方案。

在瑞典进行的一项巧妙实验中，钢琴琴键取代了地铁站的楼梯。当人们踩在楼梯上时，楼梯会发出美妙的音乐声。那么有多少乘客会选择爬楼梯而不是自动扶梯或电梯？令人惊讶的是，66% 的人都这样做了。毕竟，人们喜欢有趣的生活。如果我们牢记这一点，我们就有可能说服人们多运动，一起过上健康的生活。

斯坦福说服性技术实验室负责人 BJ 福格（BJ Fogg）说，我们需要几个条件来实现预期的行为改变：有机会获得时间和金钱等基本资源，在改变习惯的同时受到激励和触动，这些条件缺一不可。如果存在一个或多个条件，则只需提供缺少的条件即可。智能手机应用程序或设备就可以做到这一点。

我和欧洲健康游戏基金会主席尤里安·凡·赖斯韦克（Jurriaan van Rijswijk）谈论过很难养成新习惯的原因。游戏专家凡·赖斯韦克说，动机是改变人类行为的因素之一，但人们通常不会考虑对改变目标的忠诚度。金钱与时间问题通常是预期的长期行为改变失败的原因。他给我举了一个实例。

以想多锻炼为例。我们开始买运动服、一双新鞋或一辆山地车。一开始我们很热情，但渐渐地，随着我们锻炼的次数越来越少，我们花在锻炼上的时间越来越少，从而使我们对目标行为的承诺越来越少。

相反，如果我们开始利用有限的资源和技术来花时间锻炼，比如使用智能手机应用程序来激励我们，并提供奖励来激发我们锻炼的欲望，那么新的行为就会逐渐变得有价值，我们自然而然就会把宝贵的时间花在锻炼上。一旦感知到锻炼的价值越来越高，为了花更多的时间锻炼，我们也会很乐意花钱。

成功的关键在于投入时间或忠于目标。技术是一种资源解放工具，可以帮助我们在预期目标上花费更多的时间。对此，最好的互动方式就是游戏。玩一款可以自动收集生命体征的游戏。游戏可以作为一个伙伴，让人们保持积极性，并以一定的速度和频率触发他们，从而强化其所需的行为改变。

为此，设计游戏是一个很复杂的过程，但是也有一些很好的应用程序和服务的例子可以提供激励和奖励，并加强承诺。还有一些人不会被设备或用信用卡分期支付健身房会费所刺激。即使他们在自家车库里准备好随时可以使用的自行车，他们也会将其束之高阁。对于这样的人，你需要不断地寻找新的解决方案，因为必须保证至少有一种动机对他们有效。每个人都可以用正确的方法来激励自己，这可能是一个应用程序、一个设备、一个跑步伙伴，或者让我们自己变得有趣的方式。

Mango Health 开发了一款智能手机应用程序，旨在激励患者按时服药。用户只要在应用程序上设定服药时间，应用程序就会按时提醒。Mango Health 还提供有关药物的信息，并提示药物的相互作用和副作用。通过正确服用药物，用户可以在每周举行的来福士（raffles）活动中获得礼品卡或为慈善捐赠积分。

WellTok 创建了 CafeWell 平台，该平台通过了解消费者并为其制定个性化健康行程来吸引他们。这是一个基于用户兴趣、健康状况、活动水平和其他人口统计的个性化行动计划。该计划通过发起小型的、可实现的行为，并推荐数字资源，来帮助用户潜移默化地实现飞跃式的行为改变。同时，也会在这个过程中奖励参与者。

非营利健康保险公司 Blue Shield 试图通过社交媒体让健康变得有趣。参与者可以获得积分、徽章、状态，并查看他们的进度。Blue Shield 公司声称，80% 的员工参与了调查，吸烟率下降了 50%。

Didget 血糖仪被链接到 Nintendo DS 游戏平台上，适用于 4 至 14 岁的儿童。Didget 血糖仪通过奖励他们进行持续的血糖测试来帮助他们控制糖尿病。随着积分的累积，新的游戏级别和选项会被不断解锁。里面还有获得最多分数的孩子们的排行榜、网络游戏和在线社区。

EveryMove 从追踪器和应用程序中收集数据，用户已经可以通过这些工具来与朋友们互相比较彼此的进度。它的社交动机很强，例如通过它，我们可以看到我们的朋友今天去跑步了，而我们自己却还没有跑。

越来越多的保险公司决定通过在其健康计划中增加激励措施来实现游戏化。《财富》（*Fortune*）杂志将 Oscar 评为"时髦健康保险公司"。Oscar 希望成为医疗保险公司的 Spotify 或 Uber，为订户提供广泛的医师服务，跟踪其用药情况，记录其护理中的重要事件，并使用基于技术的激励措施。它们的会员可获得免费的 Misfit Flash 健身追踪器，并可以与它们的应用程序同步。只要达到每日目标，他们就能赚取 1 美元。单单锻炼一项活动，每年用户就可以得到 240 美元的奖励。

《财富》杂志指出，有些人担心与保险公司共享数据，这是决策者必须要解决的问题。想象一下，你吃了一个有很多红肉的大三明治，你的跟踪器就会向你的保险公司报告你的卡路里数量，然后根据这些数据来提高你的保险费率。我们不希望保险公司扮演这样的"老大哥"角色，即使我们希望它激励我们健康地生活。在我们为了变得更健康而变得积极主动之前，一系列游戏化的应用程序、服务和设备已准备就绪。

如果你不喜欢现成的游戏化解决方案，可以创建自己的游戏。例如，我每天为自己的健康评分，如果我在预定的时间内保持健康习惯，就会给予自

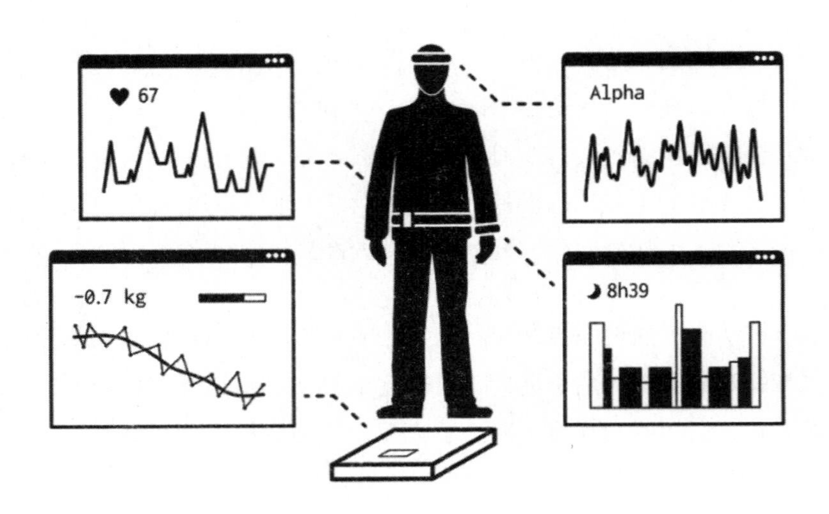

己奖励。找到最能激励你的东西，并以此为动力，这是非常有效的方式。

科技真的能改善我的睡眠质量吗

#睡眠健康 #可穿戴设备 |《机械师》（2004 年）《盗梦空间》（2010 年）

在去电视台接受采访的路上，出租车司机问我采访的内容。我告诉他，我受邀谈论科技如何改变医疗保健。我向他描述了可穿戴设备，以及其中的一些设备如何极大地改善了我的健康状况，尤其是睡眠质量。由于他多年来一直睡不好觉，所以对此非常感兴趣。在途中，我告诉了他我逐步改善睡眠质量的步骤（我会在第三部分中对此进行描述）。

他一边听，一边不停地问，为什么在不知道如何处理结果的情况下还要测量自己的睡眠，这是困扰许多患者的问题。即使他们确实开始使用设备来收集健康数据，也很难据此做出生活方式的改变。我们需要耐心等待。最近几年的发展已经产生了数十种设备，这些设备最终将变得更小、更舒适、更便宜，也更易于使用。我的乐观源自观察到可穿戴设备可以提供有关生活方式的指导。它们没必要完全个性化。通过反复试验，患者可以先做一些小的改变，然后看看是否有效。

想象一下使用一个睡眠跟踪器来显示你整晚的睡眠质量，包括入睡所需的时间以及你有多少次的深度睡眠。跟踪器会询问你早晨的感觉。如果你没有精力，就会建议你在第二天晚上入睡之前尝试一些助眠方法。例如，可能说你需要补水，或者晚上八点以后不要吃晚餐，然后会继续评估你的睡眠。如果这样可以改善你的睡眠，那你就会发现一种新的保证睡眠质量的方法。如果你的睡眠仍无法改善，该设备还会提供其他建议，这些建议来自其他用户的习惯。随着持续地使用该跟踪器，你将获得有关充足睡眠的丰富经验。最后，你就可以在不借助设备的情况下使用相同的方法。

我们不能期望个人提出自己的解决方案。科技必须朝着这个方向发展并提供帮助。公司正在设计能够提供通过改变生活方式来改善睡眠或总体健康状况建议的设备和服务。例如，Web应用程序Exist.io从我们用于跟踪运行状况的应用程序和服务中收集数据。它能获取有关我们电子邮件的数据或在某些地方的签到信息，并尽量提供有用的提示。昨晚，我睡了几天来最好的一觉，因此，这款应用程序建议今天完成最艰巨的任务。还有一次应用程序告诉我，晚上天气越冷，人们越愿意走路，今晚比平时冷，所以非常适合出去走走。

据睡眠基金会称，成年人需要七至九个小时的睡眠。这意味着我们一生中有三分之一的时间都在睡觉。如果每晚的睡眠时间不足五小时，就会使疾病或事故的死亡率增加15%。睡眠质量很复杂，它取决于个人的基因遗传背景、生活方式、习惯以及诸如光照、湿度和噪音等因素。但是，当我们可以采取措施让自己睡个好觉时，为什么还要依赖环境呢？没有高质量的睡眠，就不可能保持良好的情绪、活跃的精神状态和健康的身体。有了适用的技术，我们无须付出太多努力就可以显著改善睡眠。

Withings开发了一种使用非接触式睡眠传感器的设备——Aura，该传感器被放置在床垫下。Aura有一个床边的声光设备和一个智能手机应用程序，其设计目的是通过最大化光波和褪黑激素（一种与睡眠周期相关的激素）分泌的相关性来促进睡眠。Aura的智能唤醒功能可以根据用户的个人生物钟来调整时间，在用户醒来之前的短时间内，通过特殊的灯光让其进入浅睡眠状态。Beddit是用户可以在上面睡觉的传感器，类似于Aura。Beddit通过呼吸、心率、睡眠周期和睡眠时间来评估睡眠质量，并提出拥有更健康睡眠的方式。

我只在睡眠不太好时才使用跟踪器，因为希望数据发生变化并恢复良好睡眠。一旦睡眠恢复正常，就无须使用该设备了。在探索阶段，我尝试了另一种戴在手臂上的设备。这个设备使我看起来像一个靠机械装置维持生命的人，我老婆都被逗笑了。这个设备测量了血氧饱和度和其他许多参数，但在早晨，却准确地显示了我夜间睡眠不足。这太荒谬了，晚上除了戴这个设备，我也没做错什么呀！这个趣事证明，设备不是解决方案，我想要提高睡眠质量的决心才是解决方案。

更多小应用插件很快就会出现在市场上，但是如果你不想改变你的睡眠方式，它们将毫无价值。没有人会因为一个设备的指令而睡得更好。你需要主动采取第一步，然后让这些设备为你提供帮助。设备应该作为私人教练，为你提供个性化的建议。科技可以加强生活方式的改变，但改变的决定始终取决于你自己。

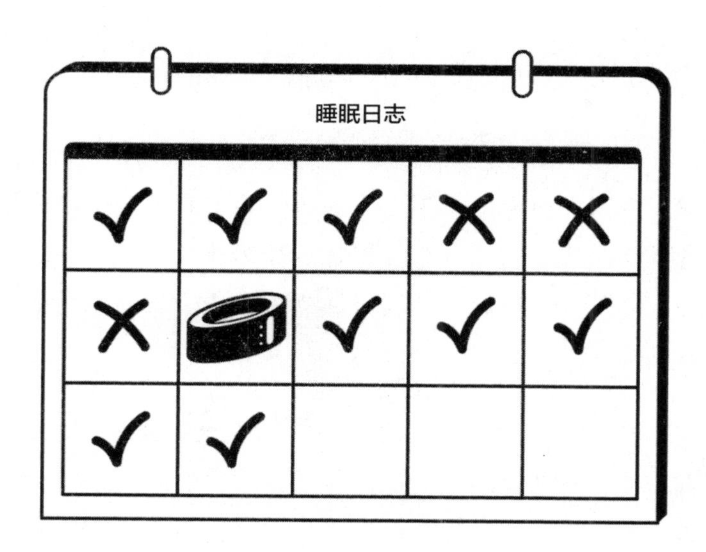

食物的成分可以扫描出来吗

食物扫描仪 # 营养学 |《星际迷航》（1966—1969 年）

我经常在博客上谈论那些有望在未来几年对医学产生很大影响的趋势，

因为我很难从数百种不同的发展趋势中选择有利的技术，而我的工作就是提供可能的方向。这些帖子收到了很多来自世界各地的人的反馈。在我发布了对 2015 年的预测后，一位母亲针对她那对很多食物过敏的 8 岁女儿留下了非常感人的评论。

她诉说为女儿找到可以吃的食物有多么艰难：必须认真检查标签中是否含有过敏成分，并必须小心谨慎地做饭。她在写评论时又已经怀孕了，而且非常焦虑。有没有什么先进的标签或技术设备能让她的生活过得更轻松些？可以扫描食物中的成分吗？

根据欧洲统计数据推断，全世界有 2.2 亿至 2.5 亿人患有食物过敏症。在美国，三分之一的人患有食物过敏症或由于怀疑有家庭成员患有食物过敏症而改变了一家人的饮食。大约 5％的儿童、4％的青少年和成人被临床诊断为对食物过敏。

在全球范围内，约 35％的成年人超重，其中五亿的肥胖者的体重指数超过 30。根据国际糖尿病联合会的数据，到 2035 年，约有五亿的人将会患有糖尿病，其中一半尚未确诊。食物过敏和糖尿病只是两个了解食物中的卡路里摄入和成分对管理日常医疗问题至关重要的例子。

鉴于这些统计数据，欧盟委员会发起了一项奖金高达 100 万欧元的挑战赛，以开发一种经济实惠、可移动、无创的解决方案，使用户能够测量和分析其食物摄入量。比赛一直持续到 2016 年底。另外，还需要数百项其他类似举措来帮助人们应对糖尿病或肥胖症。

现在，我们真的不知道吃了什么，只能猜测。我们购买的大多数产品中都列出了成分，但是每餐和每道菜都不同。补救方法是确切地列出一顿饭包含哪些成分和多少卡路里，以及其中可能含有哪些过敏原和毒素。我指的不仅是我们吃的饭菜，还包括我们盘中的实际食物及其具体数量。有几家公司一直在试图解决这个问题。

加拿大 TellSpec 公司在 2013 年成功进行了一次众筹活动，筹集资金超过 380 000 美元。现在，TellSpec 公司的目标是开发一种手持式食物扫描仪，它可以告知用户食品中的特定成分和大量营养素。通过光谱学—— 一种通过物质与不同波长的光相互作用的分析，可以快速确定给定食品中的化学成分。公司创始人伊莎贝尔·霍夫曼（Isabel Hoffmann）的故事类似于在我博客上发表评论故事的那位母亲。他们一家人搬到多伦多的新公寓后，霍夫曼的女儿就病了。几个月后，她女儿被诊断患有多种食物过敏。

后来，霍夫曼招募了一个团队来设计一种可以分辨特定食物成分的设备。这样一来，她和其他人就知道该吃什么，不该吃什么了。他们在 2015 年年中向 Beta 测试人员发送了第一批设备。一些批评者提出了关于该设备以及该公司是否能够兑现承诺的问题。众筹活动中的一些支持者似乎愿意拭目以待。

来自以色列的另一种设备 SCiO 是由具有光学工程背景的人创建的。他们于 2014 年在 Kickstarter 上筹集了超过 270 万美元的资金。SCiO 使用的技术类似于 TellSpec 的技术，但其旨在识别食品、药品甚至植物的分子含量。SCiO 还指明了未来的目标；用光学传感器检测反射光；设备会使用算法和不断更新的基于云的数据库来对其进行分析。该公司承诺，用户的智能手机将在几毫秒内显示出食品的成分和分子构成。该设备原定于 2015 年发货，但在最终期限过去后，仍没有发货，这令许多支持者失去了耐心。紧接着，应用科学专家批评这两家公司都夸大了它们的发明所带来的影响。

关于这些设备，存在两个主要问题。一个问题是尺寸。因为该设备必须是手持设备才能流行起来。对于当前技术，这意味着必须考虑一些因素，例如灵敏度和准确性，以设计出方便实用的尺寸。另一个问题是算法。SCiO

将数据发送到云设备，然后云设备将其计算发送回 SCiO。但是，为了简化算法的工作，用户需要告诉扫描仪，样本是固体食物、液体食物还是蔬菜。其中的麻烦在于使扫描仪保持小型化所必须付出的代价。

除了这些之外，没有其他有前景的手持式食物扫描仪，但也没有理由相信未来几年不会出现更好的解决方案。挑战不是何时出现可行的设备，而是我们将如何处理其生成的大量数据。即使扫描仪告诉我，我吃的水果含有多少克糖，或者一杯饮料的酒精含量是多少，那又怎样？它同样不会改变我的行为和饮食习惯，除非我是一名营养学家，即便如此，也不清楚为什么会改变我的行为和饮食习惯。也许其进展会与可穿戴设备和睡眠跟踪器相似。

好的食物扫描仪应该准确地确定成分，并将数据与我们个人的生活方式、饮食选择和基因组背景进行比较。考虑到我们所有人的基因差异，两个人可能以不同的速度消化相同的食物。一个人可能对某种成分过敏，而另一个人则不然。到目前为止，纯粹的运气和经验已经使我们意识到了这些差异。我们不应该只凭运气和经验，饮食应该是一个有意识的过程，我们要知道自己吃什么，知道应该怎样吃才能达到最佳健康状态。带有智能手机应用程序的食物扫描仪可能会起到相应的作用。

但是，我们在这里不要遗漏一个有趣的边注，即将遗传信息纳入食物扫描仪。我家里已经有了完整的 DNA 序列数据。事实上，成千上万的研究都涉及营养的遗传方面——一个被称为营养基因组学的领域。我应该能够了解哪些食物和个别成分对我有害。基因测试显示，我对咖啡因很敏感，对酒精的处理能力比大多数人都要强（我毕竟是匈牙利人）。

营养基因组学试图了解营养是如何影响我们的代谢途径，以及我们如何才能以个性化的方式充分吸收营养的。如果我根据自己的 DNA 选择智能手机应用程序所建议的其他类型的肉类或奶酪，我将会更享受这顿饭，并从长远来看更好地照顾我的身体。通过访问此类数据，扫描仪或应用程序可以告诉我们在杂货店不应该购买哪些产品，哪种食物的营养吸收率更高，让你睡眠更好或者只是让你感到更健康。但目前我们还要依靠运气。

有人会说这难道不是一个过度科技化的世界吗？在这个世界中，设备、扫描仪和应用程序会告诉我们吃什么、做什么。我更喜欢从另一个角度看待它，并最终知道我们吃什么以及是什么成分导致正面和负面后果。我把定制自己的特定基因背景也视为另一种好处。

尽管糖尿病患者知道他们的食物中含有多少碳水化合物，但他们仅凭知识是不能改变行为的，否则没人会去吸烟。由游戏或技术支持的知识向我们的家庭成员或看护者揭示我们的生活方式选择可能会有帮助。

患有罕见的遗传代谢紊乱（例如苯丙酮尿症）的患者会不惜一切代价想知道该避免什么恶习。有一个良好的饮食习惯不会依赖于我们从童年生活所习得的经验和所学到的东西。相反，它可以基于明智的决策。如果这意味着食物扫描仪应该为此成为我生活中的日用品，那我也想用这种日用品。我想知道自己吃什么更好。

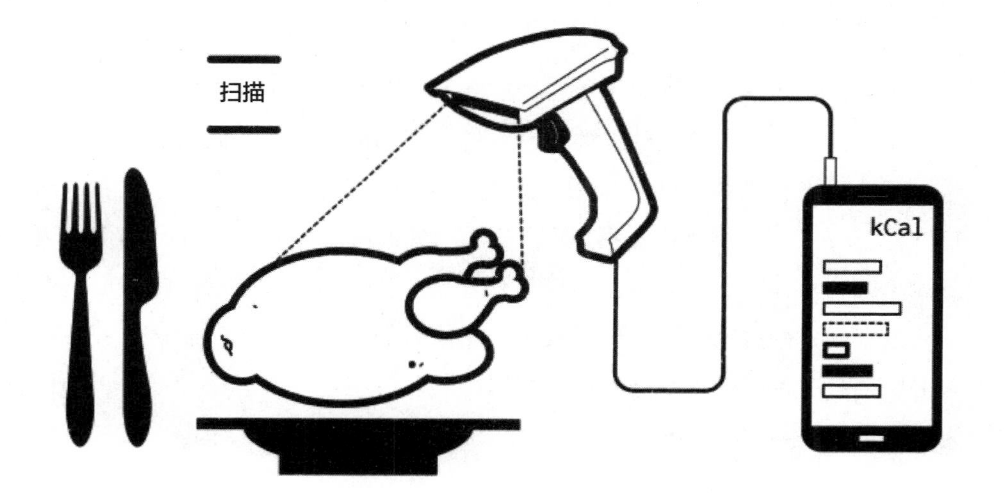

如果患者主导医疗保健会发生什么

#e- 患者 # 患者心声 |《良医妙药》（2010 年）

我被问过两次这个问题。两次提问的措辞都是相同的，但情况和语气却大不相同。我在巴黎举办了一个研讨会，探讨医学界如何处理数字世界。我提出了赋予患者权力的议题，以及这样做将会如何改变我们的医学实践方式。最后，一位医生用讽刺的语气问了上述问题。

第二次是我在奥地利举行的萨尔茨堡全球研讨会上，挑战领导人应对全球关注的问题。一位公共卫生研究人员问我这个问题，并且对答案似乎很感兴趣。事实证明，她想把患者赋权的概念带到她的祖国所在的非洲。

我从未谈论过主导医疗保健的患者，但我曾说过患者主导自己的护理。这两者有所不同，但是我仍然必须为它们提供合理而有说服力的答案。恼怒的医生认为让患者主导医疗保健，甚至让他们自己照顾自己是行不通的。毕竟，培训医生至少需要 10 年以上是有原因的。相比之下，这位非洲研究人员认为这将能为其医疗保健系统提供新视角。目前，所有决定都是由医生做出的，但她看到了让患者自己控制病情的重要性。

这正是两种思想流派的矛盾之处。在所有医疗决策中，人们都假定医师具有优势和权威。其他人则看到了赋予患者权力的智慧，并认为这是一个相对较新的观点，因为访问健康记录和资源的能力只有在过去 10 年左右的时间里才变得可用，小型设备可以私下测量健康参数。e-patients.net 的创始人汤姆 · 弗格森（Tom Ferguson）博士说："e- 患者获得了授权、参与、装备和赋能。"那就是"e"的来源，但是我相信我们将不再用这种表达方式，因为很快每个患者都会被赋能。他们可以访问各种医学资源和医疗设备。他们为什么不积极参与自身的护理呢？

但有些人不想这样。大多数人不被他们的看护者鼓励他们参与一种伙伴治疗关系。授权的主要支持者是来自美国的e-患者戴夫·德布朗卡特（Dave deBronkart）。他告诉我，他的生命得益于学术医学中心研发的最佳科学药物，以及来自其他在其疾病上未经过生物学训练的患者的实用建议。人们花了几个世纪才让药物达到目前的标准，科学所产生的结果有时看起来很神奇，但有用的不仅仅是生物学知识。

德布朗卡特认为科学家、临床专家、患者及其家人应该平起平坐。他似乎是为了证实自己的观点，于2015年受梅奥诊所的内科首席住院医师之邀，成为该诊所的一名客座教授。

未来真正的变化将来自健康、预防和早期检测方面的变化。内科医生和政策制定者可能认为普通成年人没有足够的责任来指导自己的健康，而只考虑父母对年轻人的积极性如何，以及成年人如何照顾年长者的健康。为这些照顾者提供方便和省时的技术将很快被采用。

当我请德布朗卡特回答最初的问题时，他说如果患者主导医疗保健，那么预防将被放到第一位。这样做很容易，早期检测的监测也很容易。

他的医生丹尼·桑德斯（Danny Sands）博士说，从定义上讲，医疗保健涉及专业人员，此类专业人员应为所提供的护理付费，并在法律上对管理和结果负责。如果实践得当，医疗保健应该是患者和护理人员之间的合作。自我照顾有很大的空间，但当专业人士参与进来时，最好是以合作者的身份，而不是以不容置疑的权威身份参与。21世纪的医师领导者应该非常关心患者的自主权。

患者和医师都把重要的事情摆在台面上来讨论。医生不仅能带来积累多年的专业知识和经验，还能带来一些智慧，并以专家的身份做出贡献。因为是协作，所以任何一方都不是“负责人”。患者不应该要求他们的医生做什么，而应该与其进行合理的沟通。这就是为什么桑德斯博士不会仅仅因为别人要求就给他们测试或开药物。他主张，每家医疗机构和医院都应为患者和家庭提供帮助，例如在其执业过程中要由参与的患者和家庭咨询委员会负责。

2014 年，享有盛名的《英国医学杂志》（*British Medical Journal*）改善了患者合作伙伴关系，这对提高英国的医疗质量、安全性、成本效益和可持续性至关重要。它们鼓励文章的作者与患者共同撰写论文，或者让他们描述其参与的性质。这还意味着将患者对提交论文所做的评论纳入其惯常的同行评审过程中，并任命患者和患者拥护者进入期刊编辑委员会。大家普遍认同《英国医学杂志》是第一家获得“患者共享”证书的刊物。

该奖项颁给了邀请患者作为发言人或顾问委员会成员的活动和组织。学术医学需要他们的真知灼见，但如果患者没有自己的医疗数据，他们又如何能提供帮助呢？

视觉设计师兼创意总监雨果·坎波斯（Hugo Campos）因努力获取植入式除颤器所产生的数据而闻名。他的生命完全依赖于这款设备。在他失去健康保险后，除颤器制造商拒绝为他提供数据。作为一名想要衡量自己的健康参数的 Quantified Self 成员，坎波斯付费学习了心律管理课程，并在 eBay 上购买了起搏器程序。正如他本人所声称的，这使他能够接触植入物，并恢复了他的自治权和自我保护的权利。事实上，他可能是唯一一个有能力检查自己身上的植入物——心脏起搏除颤器——的患者。

他认为患者将永远不会主导医疗保健，或者用他的话说，是“疾病护理”，但是患者将继续增强自我保健的作用，从而可以行使自己的自主权。患者将继续寻求能够增强自主性的技术解决方案，医生的重点也将转向解决复杂的问题和执行困难的干预措施上。

医疗保健的新愿景具有参与性。如果患者主导医疗保健将会怎样？那就应该不会像医生独自领导医疗保健那样运作。患者应成为护理和关注的中心，并成为自己健康的专家，而医疗专业人员应该是自己领域的专家。患者应拥有并可以获取自己的数据。一个很有希望的例子是美国的“蓝色按钮”运动，它能让患者自行下载病历。无论有没有技术，医生都应鼓励他们的患者进行更多的自我保健，并学习如何将沮丧的患者转变为 e- 患者。这听起来是空想吗？不，它已经发生了。

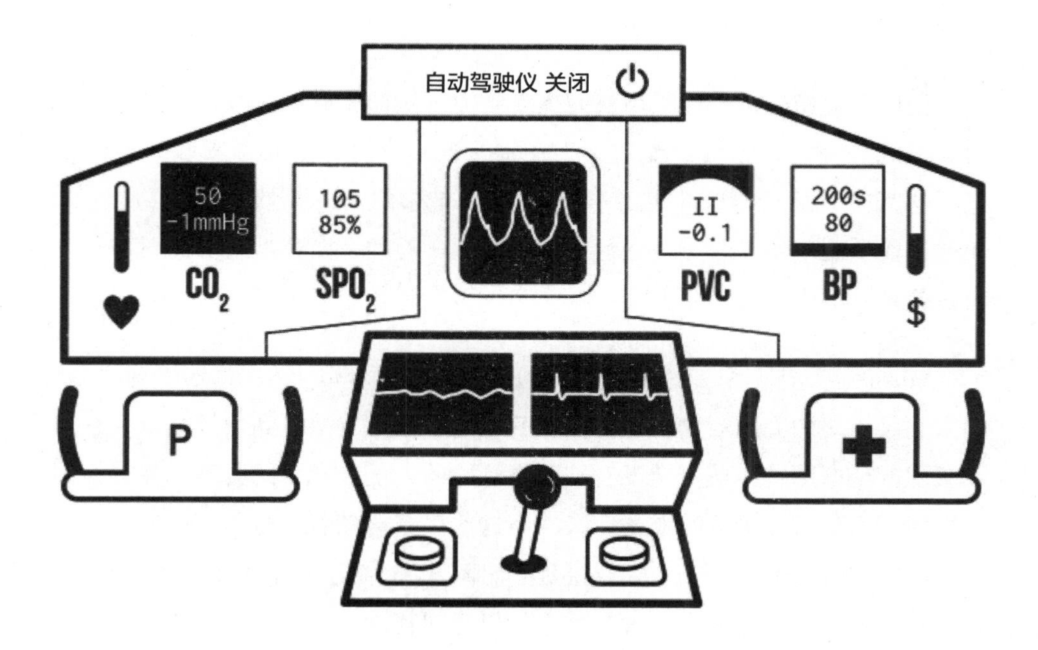

我可以改善我的大脑吗

#质量标准 #脑周期 #脑健康 |《永无止境》（2011 年）《超体》（2014 年）

每个学期，我都会应布达佩斯塞姆维斯医学院行为科学系的邀请，去给一年级的医学生做演讲。他们的新学期刚开始，我来这里告诉他们科技将如何改变他们的工作，为什么他们只有获得与数字世界相关的技能，将来才会有工作。我希望在我刚开始学医学的时候，就有人能告诉我这一点。

我展示了我的可穿戴设备，让他们知道当他们开始行医时会发生什么，并谈到了增强病人的权能以及护理人员的责任将如何从现在起发生变化。学生们似乎很喜欢听这些，在看到病人可以使用的各种可穿戴设备后，我想他们会想要探讨道德问题，而其中一个学生想知道这是否有可能改善他的大脑。

我以为他指的是不用吃药就能提高脑力，例如思维灵活性、解决问题能力、注意力和记忆力等技能。学生在接受教育的过程中必须吸收大量的信息，这其中包括从行医严酷的事实到行医的艺术，然后他们在各自长达 50 年的职业生涯中不断学习。任何有助于终生学习的东西都是宝贵的财富，而科技就是其中之一。

Muse 头带有七个传感器：五个在额头上，每只耳朵后面各放置一个，用来测量用户的大脑活动，并可以在其智能手机上直接看到测量结果。它将测量到的脑电图转换成完全没有脑电图经验的人也能理解的图表。在放松训练期间，用户可以聆听海滩的声音，而这些声音会随着放松程度而变化。获得这样的即时反馈有助于个人放松身心。研发 Muse 头带的 Interaxon 公司正在与全球成千上万的用户和大学合作，以寻找帮助学生学习的方法。如果学生看到注意力在学习过程中是如何变化的，他们可能会选择最好的时间来更有效地学习。

Lumosity 是一项服务应用程序，为它们团队中的神经科学家提供基于网络的移动游戏。据称，游戏可以提高大脑的灵活性、注意力和短期记忆。2014 年，Lumosity 拥有 5000 万会员。用户在其应用上玩游戏的次数超过 10

亿次，28 万多人参与了公司发起的研发计划。以我自身的体验来说，它提高了我的注意力和记忆力，也是一种开始新的一天的好方法。然而，我必须指出的是，任何类似 Lumosity 的活动，如打牌、冥想或在树林里散步，在你练习专注于某项任务的过程中，都会帮助你提高关注范围和专注力，从而帮助你完成其他基于此的认知任务。

Melon 开发了另一种结合了测量和游戏功能的头带。这种头带通过利用脑电波监测功能，提供有关用户关注状态的即时反馈。其以无线方式将数据发送到智能手机，并教用户如何通过玩游戏获得更好的体验。在大约需要六分钟的会话中，背景色代表人们在玩这些游戏时的关注程度。

Thync 获得了 CES 2015 酷科技（Cool Tech）类别中的最佳技术奖。其使用电脉冲的形式通过被它们称为 Vibes 的程序传递信号。有两种类型的 Vibes：平静的 Vibes 有助于大脑放松；波动大的 Vibes 则可增强氛围。用户选择满足他们需要的氛围的 Vibes，以达到一种充满活力、放松或专注的精神状态。Vibes 使用先进的生物材料，可以利用大脑正常活动范围内的能量水平。该公司声称自己是在 FDA 的指导方针下工作的，并严格遵从法规规定，尽管它们尚未获得批准。它们还声称，同行评审的研究支持了其技术背后的创意，但截至 2015 年，仍没有任何研究提及该设备或其有效性。

Halo 神经系统科学进一步研究了这一创意。它们试图创造一种通过电流刺激大脑来提高认知能力的发带。其背后的科学论据尚未得到证实。尽管如此，现代 Web 浏览器的发明者马克·安德森（Marc Andreessen）还是给它投资了 150 万美元。Halo 于 2015 年 5 月邀请测试用户前往其位于旧金山的办事处。正如马尔科姆·格拉德威尔（Malcolm Gladwell）在《异类：不一样的成功启示录》（*Outliers: The Story of Success*）中所说，人们估计需要 1 万小时的练习，才能掌握任何要求高的技能，例如拉小提琴。Halo 背后的团队声称，这个小时数可以减少。如果一项技能的练习因为即时的反馈而变得更有效率，那么这种反馈就可能会加速人们掌握这项技能的过程。他们相信，有了这种设备，人们可以在不到1万小时内成为一名专业运动员或音乐家。当然，他们还没有测试过这种假设，但时间会告诉我们答案。我们迫切需要系统设计良好的研究提供具有说服力的证据，来支持或反驳他们的推测。

开源脑机接口（Qpen-Source Brain-Computer Interface，OpenBCI）是一个由研究人员、工程师、艺术家和设计师组成的特别群组，他们希望能引导身体和大脑的电信号。他们的传感器采集了脑电活动（EEG）、肌肉活动（EMG）和心脏活动（ECG）的样本。

CEO康纳·鲁索曼诺（Conor Russomanno）告诉我，我的医学院学生在这个问题上很有先见之明，因为个性化的神经反馈训练正在发展为真正的成长型事业。Muse、Emotiv、Neurosky和OpenBCI等许多基于EEG的商业应用旨在帮助人们进行专注力训练及其冥想和集中注意力的能力。这与诸如Lumosity和Quantified Mind等不需要物理设备且旨在改善记忆力或注意力的服务形成鲜明对比。

他认为，我们还没有达到在真实世界环境中记录生物特征数据的新兴科技所能达到的极限。在硬件设备方面，我们取得了巨大的进步。如今，软件必须迎头赶上，这样我们才能充分利用它们。一个有趣的可能性是将基于脑电图的设备与增强现实、虚拟现实和可穿戴设备相结合。

科技可以在放松和改善大脑方面发挥作用。如果认知能力成为找工作的必要条件，该怎么办？人们可能会求助于催智药物和现有的记忆增强剂，也就是所谓的益智药物。调查发现，有3%至11%的美国学生和约5%的德国学生服用过认知增强剂，这类百分比还在不断增长。

继智能药物和可穿戴设备之后，更先进的技术也将接踵而至。例如，美国国防高级研究计划局（DARPA）和IBM公司都制造了一种微芯片，其结构灵感来自大脑的神经元结构，因为它只需要传统芯片所消耗电能的极小一部分。这些芯片可以像瓷砖一样绑在一起并模拟神经网络。未来可能会出现一个大脑植入物的时代，它可以改善人们长期的认知功能。而问题在于，很难在不损坏人的大脑的情况下将任何东西植入其大脑，而且植入物的材料必须具有生物相容性。

单原子厚度的石墨烯可以作为一种解决方案。2014年，石墨烯植入物使研究人员可以利用光激发小鼠的肢体运动。这种方法被称为光遗传学，它可以以前所未有的精度激活或使一小部分脑细胞失活。然而，将其应用于人类还极为遥远。

我们要保持大脑不受科技限制可能会变得越来越困难。保持一个健康的平衡很具有挑战性，既要保持思维的原样，又要用科技来改善它。但我能想象出，任何尝试使用这种设备的人都可能会发现这些选择是值得的。

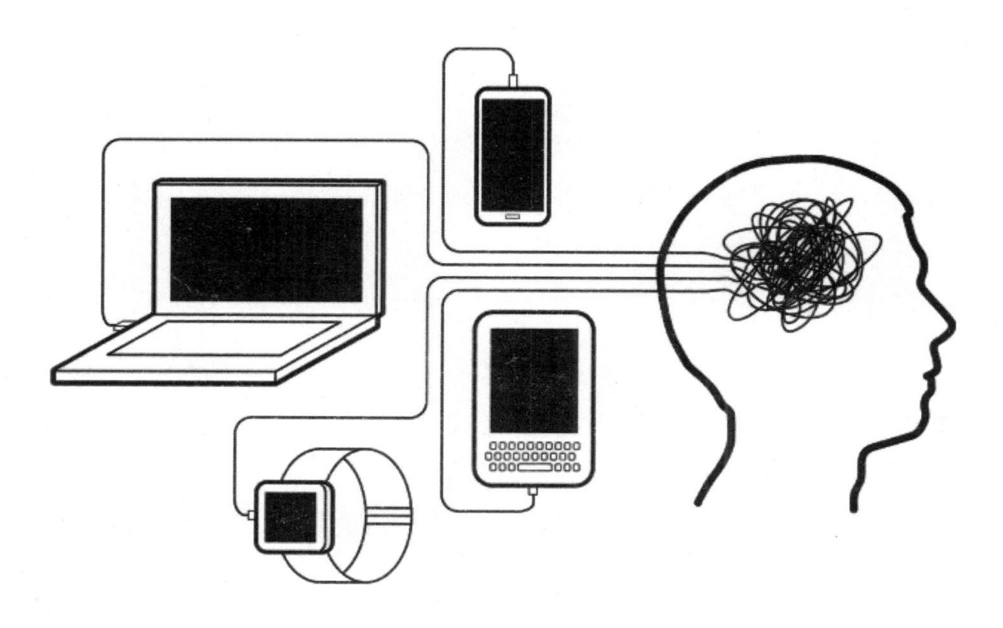

社交媒体可以帮助预防和通报流行病吗

全球健康 # 公共健康 |《十二只猴子》（1995 年）《传染病》（2011 年）

截至 2015 年，在全球 72 亿人口中，大约有 30 亿人可以使用互联网，而其中的 20 亿人拥有社交媒体账号，例如 Facebook 或 Twitter。大约有 36 亿人拥有手机，其中 16 亿人通过手机访问社交媒体。当我们谈论它们的时候，这些数字还在增加。社交媒体渠道可能成为收集和传播信息的理想基础设施。每天，Facebook 上有 45 亿个“赞”；Twitter 上发送 5 亿条消息；7000 万张照片和视频被上传到 Instagram……这样的例子不胜枚举。

社交媒体也是我生活中的信息高速公路。我可以通过 Linkedin、Facebook 和 Twitter 上的专业网络，与该领域的专家保持联系。社交媒体让我不再觉得孤独。我已经建立了一个完整的系统来获取我需要的信息，并在需要的时候进行信息传播。在荷兰举办的 TEDx 活动的组织者邀请我谈论这一话题。我描述了 Linkedin 或 Facebook 频道上的专家是如何为我过滤新闻的，以及我又是如何通过使用 Twitter 众包一个复杂的诊断的。

TEDx 演讲结束后，不允许提出任何问题，但随后在招待会上，一位公共卫生教授找到了我。她在工作中并没有使用很多数字工具，但她想知道更多关于我如何最大限度地利用我的社交网络信息。然后，她问社交媒体是否可以帮助预防和警告流行病。了解 2014 年西非埃博拉疫情的严重程度，无疑是一个时效性的问题。

2014 年 9 月 30 日，第一次报道了在达拉斯的一家医院，一位利比里亚男子被诊断出埃博拉病毒的新闻。到 10 月 1 日，Twitter 上每分钟发送 6000 条有关埃博拉病毒的消息。研究表明，与不知名的组织相比，人们更有可能信任他们认识的人提供的信息。因此，Twitter 上的一个错误声明就能影响数千人，因为它被广泛地视为事实。这就是公共卫生组织一直在认真建立其在线形象的原因。他们希望更有效地接触大众。

美国疾病控制与预防中心（CDC）以多种语言运行着一个社交媒体平台，该平台涵盖了从流感、戒烟到突发事件和慢性疾病的广泛主题。世界卫生组织（WHO）也有类似的社交媒体账号。

谷歌公司于 2008 年尝试进行首次著名的预测流感爆发工作。其通过汇总提及流感症状的谷歌搜索查询，试图预测美国的流感爆发。后来，它把这项功能扩展到了 25 个国家。有关疾病暴发的预警越早，就能越早采取预防措施。最初，谷歌流感趋势预测高估了疫情。研究得出的结论是，它不如疾病预防控制中心的监视程序那么准确。但是随着算法的不断改进，它有可能帮助组织做出非常准确的预测。

人们不只是在谷歌上搜索传染病的症状，还会在不经意间通过转发和分享 Facebook 帖子来帮助传播警报。在理想情况下，相关数据将不断涌入公共卫生组织的服务器。然后，智能算法会对其进行分析，并在流行病爆发之前就向我们发出警报。我们可以将社交媒体视为大数据系统的传感器。这样的系统会比许多离线研究随机监测实际病人的效果更好。

Twitter 也是一个很好的沟通渠道。研究人员喜欢它，因为它传播信息速度很快。疾病预防控制中心的统计数据甚至只有患者去了医院，或者做了其他什么导致疾病报告的事情时，才会报告新的感染病例。但 Twitter 的准确性不高，速度却很快。人们醒来发现喉咙痛就会报告病例，而且 Twitter 还会提供用户所在的地理位置。

我们需要充分利用这些信息资源。算法必须区分新出现的流感病例和仅仅谈论流感的人，比如，一名足球运动员因为发烧而错过一场比赛。在理解上下文的前提下可能会产生非常好的预测。最终，这些新方法将替代当前使用的方法。

流行病不仅仅是传染病，其还涵盖了各种在社会上具有传染性的疾病，例如节食或焦虑症等心理疾病。设计合理的社交媒体渠道可以挖掘此类信息。隐私问题应该优先考虑，信息也必须是匿名的。社交媒体渠道或许正朝着这个方向发展。

2015 年 4 月尼泊尔发生毁灭性的地震时，Facebook 能够测试它们几个月前推出的功能。安全检查让人们告诉他们的朋友和家人他们很安全。地震发生后，有 700 万人（几乎占尼泊尔人口的四分之一）使用了安全检查。通过鼓励用户捐款，Facebook 还为救灾工作筹集了 1000 多万美元。

彼此联系可以达到惊人的效果。如果安全和隐私问题得到足够的重视，社交媒体将彻底改变公共健康。在此之前，请继续在社交网站 Twitter 上发布推文。

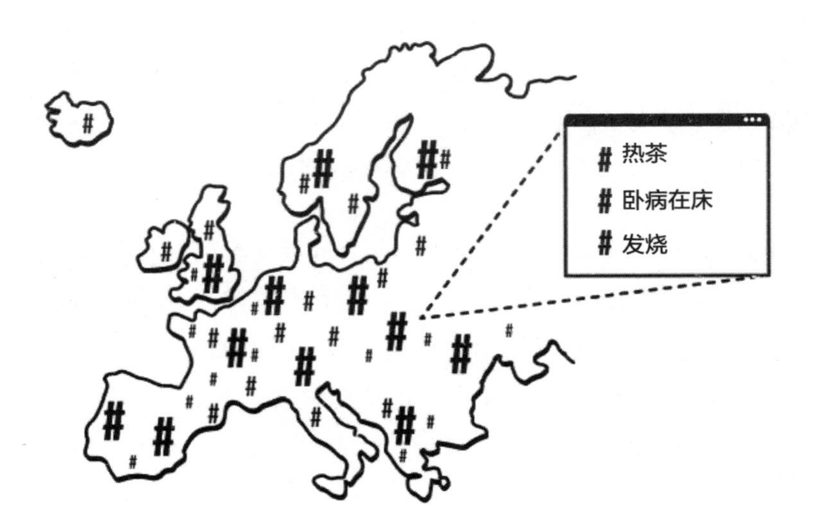

我们可以用“多邻国”教授语言的方式来训练医生吗

#融合#健身课程#慕课|《再生之旅》（1991年）

医学教育并没有让学生为他们开始行医后将要面对的世界做好准备。医学信息的数量正以几乎指数级的速度增长。患者现在可以通过社交媒体进行交流，而颠覆性科技已进入医疗保健领域，现状必须改变。为了解决这个问题，几年前，我在匈牙利森梅威思大学（Semmelweis）医学院开设了有关社交媒体、移动健康和创新的课程。我在线上提供了课程表，并设置了大量游戏。超过1万名医生完成了在线课程，但这还不够。全球每位未来的医师都应该精通数字世界。

在2014年担任荷兰博士学位论文委员会的委员之前，我花了两个小时与助理教授兼教育专家朱尔·科克斯玛（Jur Koksma）讨论了这个问题。当我们不得不举例说明如何教授一项我们都很看重的技能时，我们都同时说了多邻国语言学习工具应用程序。

我使用多邻国应用程序已经一年多了。我想学习西班牙语，但是没有时间去拜访老师或上课，所以我愿意每天花几分钟来学习西班牙语。就这样，我遇见了多邻国App。你可以免费下载这款应用程序，选择要学习的语言，然后立即投入学习。多邻国手机应用程序没有涉及语法规则和语法特例，只是要求你玩游戏，而最终你将学会该语言。多邻国应用程序拥有超过6000万用户，涵盖20多种语言。

它通过提供广泛的书面课程以及听写和口语练习来教授语言。我最喜欢的部分是游戏化的技能树，用户可以通过它取得语言上的进步。词汇部分帮助你记忆单词，众包平台让你熟悉翻译，后者也是多邻国商业模式的核心。该应用程序是免费的，但其为CNN和Buzzfeed这样的公司提供众包翻译。

用户在使用该应用程序时会获得经验值并学习技能。该应用程序会记住用户犯了什么错误，并经常将其用于实践。在多邻国应用程序中，34 个小时的读写能力相当于大学一年级 130 多个小时的读写能力。

我喜欢多邻国并不是因为其教授的内容，而是因为其教授方式。将游戏、奖励和社区相结合是一种很好的方式。使用类似多邻国的应用程序可能会促进医学学习。研究表明，自测远比仅阅读教科书有效。结合医学生之间的小组学习，该方法有望带来更多益处。

在赫尔辛基大学和乔治华盛顿大学，每名医学院的新生都有一个 iPad，里面装着数字参考书和课程资料。在 2011 年启动的计划中，学生还获得了一个数字化软件包，其中包含所有数字格式的教科书、应用程序和学习材料。在这些大学以及其他大学中，课程几乎变得无纸化。在乔治华盛顿大学，由 10 个学生组成的小型学习小组在本学期还会与参考书图书馆员合作，教他们如何浏览数据库并找到所需的信息。新时代，我们也在培训新一代精通互联网的医生。

这些方法可以消除传统考试的需要，因为人们可以不断地评估学生的进步和知识的积累。传授的技能更多地与现实生活环境相关，而不是那些在旧的模式下学习的技能。在旧的模式下，学生必须在学期的特定时间参加主观考试。

大规模开放在线课堂慕课（MOOCs）的规模是可扩展的，并且有广泛的受众。可汗学院（Khan Academy）、课程时代（Coursera）、Edx 和优达学城（Udacity）能够为世界各地的学生提供有关基础问题和前沿问题的知识辅导。任何人都可以在 YouTube 上观看斯坦福大学或耶鲁大学的世界一流的演讲。人们获得最好的知识和智慧的能力从未如此强大。

当解剖尸体短缺时，澳大利亚莫纳什大学以 3D 方式打印出解剖结构。

解剖学开发了一个数字解剖表，学生可以在该表上从多个角度解剖人体，也可以在 ORlive.com 上访问有关操作的实时视频。纽约大学医学院设计了一个虚拟显微镜，让学生学习组织学和病理学。全世界的学生都可以使用交互式虚拟实体、医疗测验、描述案例演示的应用程序和其他许多的教育工具。这样的数字解决方案能够支持但不能替代当前的医学课程。当前阶段的医生开始教下一阶段的医生时，他们将需要真正的经验。

医学课程的主要目标是培训优秀的医学专业人员。今天的行医需要使用越来越多的科技，所以医生也需要成为使用这些工具的专家。准备工作应从医学院开始。如果我们不改变未来对医生的培训方式，那医学院的学生将会各自适应新的需求，找到自己的方式，而不是我们需要的解决方案。

当今医学课程的设计方式只能慢慢地被改变，尽管其方式已经过时。目前也已经有了更好的游戏版本，是时候让学生享受学习医学和成为医生的过程了。

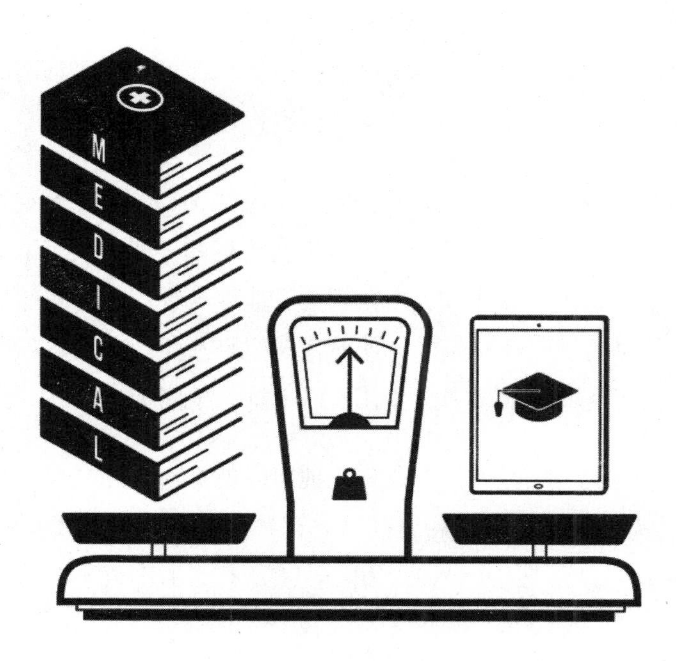

机器人会取代我们在医疗领域的工作吗

#机器人学#机器人|《我，机器人》(2004年)《月球》(2009年)《真实的人类》(2015年)

我教授医学、公共卫生和另一门有关医疗保健未来的课程。在一次讲座中，我要求学生设计未来的护理，他们提出了自己的想法。我和他们一起谈论他们的想法，并设计护理流程。这样一来，每个学期我都了解到很多关于学生对未来的看法。我有一个年龄较大的学生，曾获得经济学学位。他决定在30岁时成为一名医生。当我谈到机器人和算法在未来可能从事的工作时，他举起了手，他带着一脸非常担忧的表情问我，机器人是否会取代我们在医疗保健领域的工作。

手术机器人变得越来越精确。大型机器人可以抬起并移动患者，并在整个医院范围内运送患者。我怀里抱着的是PARO治疗机器人，它很可爱，也可以让我变得平静。在一次会议上，我曾经看过一个小型机器人是如何让全场观众与之共舞的。Xenex机器人只需用10分钟就可用紫外线对病房消毒。一个名为Tug的机器人在旧金山湾区的医院服务，提供食物和药品，会捡拾垃圾和衣物，在大厅中穿行的时候也不会撞到人。

相对于医疗行业，机器人在其他行业更常见。BakeBot机器人为客户提供新鲜的饼干；名为Baxter的机器人可以在流行的“四子棋”游戏中击败任何人；另一个机器人可以连续重新排列太阳能电池板，使它们始终处在太阳的照射之下。尽管我们还必须等待能够达到居家使用期望的机器人同伴的出现，但机器人正变得越来越像人类，价格也越来越便宜。

那个学生问的是机器人，但我猜想他要问的是自动化。自动化包括机器人设备、看起来像人的机器人和自动化算法。硅谷投资者维诺德·科斯拉(Vinod Khosla)曾经说过一句话，在医学界引起了长时间的共鸣。他说，科技将取代 80% 的医生，因为由大数据和计算能力驱动的机器不仅比普通医生便宜，而且更加准确和客观。他还说，我们终有一天不再需要医生。

高德纳（Gartner）信息技术研究公司在 2015 年预测，到 2025 年，现有工作的三分之一将被软件、机器人和智能机器取代。蓝领以及白领工作者，例如金融和体育记者、营销人员、外科医生以及财务分析师都将面临被替代的风险。正如马丁·福特（Martin Ford）在《机器人时代》（*Rise of the Robots*）一书中概述的那样，医疗保健在 1960 年占美国经济的比例不到 6%。到 2013 年，其份额增长了两倍。真正的问题不是利用了太多的机器人，而是使用的机器人太少。通常，机器人很昂贵，但其成本可以降低。医药和医疗保健不能也不应该试图避免这种情况。

谷歌公司已经收购了许多机器人公司。到目前为止，苹果公司已经在这些产品上花费了 105 亿美元。而亚马逊公司以 7.5 亿美元的价格收购了 Kiva Systems，以进一步实现其仓库的自动化。2014 年，其共安装了 200 000 台工业机器人，比 2013 年增加了 15%。在电子行业中使用机器人技术比雇用新人便宜，其每小时成本仅为 4 美元，而员工每小时的平均工资为 9~10 美元。

如果我们回顾一下自动化的历史，就会发现 19 世纪的第一代机器比人类更擅长组装东西，而第二代机器擅长组织事物。如今，数据分析、认知计算机和自动驾驶汽车表明它们在模式识别方面更胜一筹。

但是最简单的任务和最复杂的任务还是需要人来完成。简单地说，我的意思是机器人下国际象棋的机会比上楼的机会大。所谓复杂，是指管理人员、医护人员以及其他与教育或媒体相关的工作。尽管用认知计算机进行诊断要比医生便宜，但人类在与他人合作和照顾他人方面仍然很出色。

然而，机器人能否做出符合道德的决定是一个巨大的挑战。一个有趣的实验提出了这个问题。在这个实验中，一个小型机器人被编程，不让其他被称为人类代理的机器人（代表真实的人）进入桌面游戏的危险区域。当只有一个人类代理接近危险区域时，机器人可以成功地阻止它。但是，如果出现两个代理时，机器人就会变得困惑，在 33 次试验中的 14 次中，它浪费了太多时间试图确定两个人类代理都掉入了陷阱。由此看出，机器人尚无法做出经验丰富的医生所特有的道德决定。

自动化将使世界变得更美好，并为聪明的人创造机会。但是医疗保健将会改变这种情形，并且应该是可自动化的任务和程序。算法将使基于可量化数据的诊断比人类现在单独完成的诊断更好。设备制造或患者运输的自动化很容易实现。当共情和人际互动发挥作用时，机器人就会遇到挑战，它们在很长一段时间内都不会达到这种水平。

关于我的第一个问题，答案是：在未来几年中，机器人和自动化将接管许多工作。如果被取代工作的人不能获得新的技能或改进现有的技能，他们将不会再有工作。考虑到这种可能性，我们必须不断地质疑我们最佳的个人技能是什么，以及我们可以做些什么来提升技能。我们一定要致力于那些使我们无法被替代的技能。

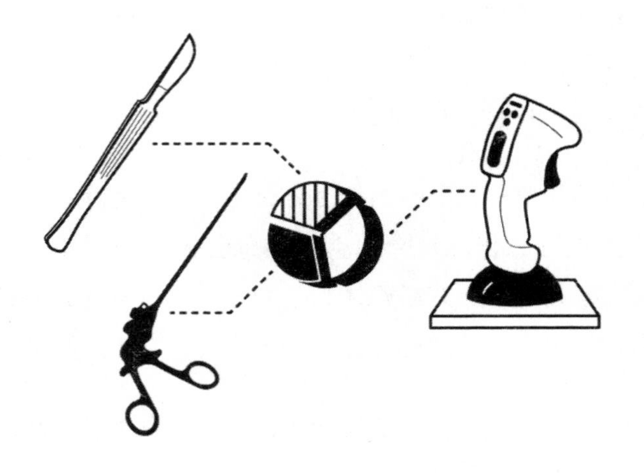

我们什么时候才能找到治疗癌症的方法

#癌症 #LCSM|《抗癌的我》（2011 年）《星运里的错》（2014 年）《幻体：续命游戏》（2015 年）

我在荷兰的一个会议上发表演讲，参加这次会议的人不仅包括计划中的患者，还包括组织委员会中的患者。我演讲完，一位患者说她家中有很多癌症病例，她想知道什么时候可以找到治愈方法。她的语气表明，她相信最终能找到治疗方法，但是她对我的回答不满意。

我告诉她，每个患者的癌症都是独特的。每个人的基因都与其他人不同，因此对疾病的反应也各不相同。我还告诉她，每种癌症在基因上都是不同的。“找到治愈癌症的方法”意味着癌症是一种疾病，但事实并非如此。

从血液到皮肤的各种细胞都在有规律地生长和复制。这个过程是由一个复杂的分子开关控制的。通常，如果一个细胞开始不受控制地繁殖，防御机制就会让它杀死自己，或者免疫系统会在它变成癌组织之前将其移除。每天都有很多类型的细胞变得无法控制，但是一个健康的免疫系统可以应对这一切。当细胞生长速度过快，或者免疫系统无法应对时，就会出现问题。遗传易感性和环境因素也起作用，但我们只能在少数几种癌症类型中确定单一的病因。

数十年来，现代医学一直致力于描述癌症的背景。继心血管疾病之后，癌症也成为全球范围内主要的死亡病因。肺部扫描、血液中的肿瘤标志物和简单的皮肤病学检查都可以在早期识别出癌症，但是并非所有类型的癌症都会引起症状或可以及早发现。

早期癌症检测可以基于分子特征或症状。想象一下，特定的血液检查是否会变得如此便宜，以至于可以定期进行检查。在我们血液中游动的纳米机器人可能会一直关注这一点。

另一种方法是开发可以辅助免疫系统或直接靶向癌细胞的治疗方法。前者是有希望的，但后者需要我们付出更大的努力。人们已经设计出针对癌组织的基于其基因组成的治疗方法。例如，在乳腺癌中，某些患者的细胞表面会生成一种被称为 HER-2 的蛋白质。目前已经开发出一种攻击这些细胞的药物。对于不生成这种蛋白质的患者，该药无效。

目前，可以对肺癌患者的组织进行基因分析，并根据其遗传背景选择治疗方案。这是最精致的个性化医学。由于癌细胞的复制速度比其他细胞快得多，因此它们可以通过小规模的自然筛选得以存活。肿瘤会对曾经有效的药物产生抗药性。当这种情况发生时，有必要进行新的基因分析以找到癌症敏感的新疗法。这种靶向治疗成本非常昂贵，不适用于广大人群。

这种治疗方法之所以昂贵，是因为制药公司为了获得 FDA 批准的药物需要经过漫长的过程，花费数十亿美元，并且需要十多年才能完成。但如果临床试验变得更加数字化并且基因分析更加经济实惠，那么其成本将会大大下降。

化疗是一把大猎枪：它攻击所有细胞，包括生长和复制的正常细胞以及癌细胞。这就是为什么化疗具有如此令人讨厌的副作用，例如脱发、免疫系统减弱，以及对其他无害感染的敏感性。人类的一个长期的目标是使化疗仅靶向癌细胞。到目前为止，这已被证明是不可能的，而上述针对性的遗传方法非常昂贵。另一种方法是设计药物分子，使其仅作用于癌细胞而不干扰正常细胞。为了实现这一目标，纳米技术制造出了包裹活性药物分子的微型笼子。前提是这样的笼子可以进入癌细胞，从而使正常细胞免受药物的毒性作用。

我们每个人大约有 24 000 个基因，其中只有 500 个与癌症有关。但是，在这 500 个基因中，人们可以发现大约 200 万个与癌症有关的独特错误，以及这些基因错误相互之间可能存在的数十亿种可能的组合，这就是开发抗癌药物所遇到的棘手问题。这些数字可能令人震惊，但新一代的设备可以使 DNA 的代码迅速可用，从而带来了一场肿瘤学革命。目前大约有 40 到 50 种靶向药物可供使用，目前的临床试验研究了约 200 种潜在靶标。这意味着寻找靶向疗法的希望每天都在增加。

癌症不仅仅需要寻找有效的治疗方法。因应对癌症有时会长达数十年之久，所以患者需要持续的情感和社会支持，而社交媒体的长效效应恰好能在这里体现出来。患有罕见疾病的患者在日常生活中不太可能会遇到志同道合的人，而网络却是一个很好的途径。

在线社区网站（例如 Inspire 或 Smart Patient）已经存在多年。在这些网络社区中，患者彼此分享医疗问题以及个人故事。正如 e- 患者戴维 · 德布朗卡特所说，除了他的医生给他的医疗建议外，与其他患者的互动也有很大帮助。

我们真正的目标是使癌症短暂地发作，而不是导致可能死亡的生命事件。我们不会把癌症作为一种疾病来治疗，但我们有更好的技术来让生命事件发生，从而促进转变。在此之前，请密切关注这些令人担忧的症状。

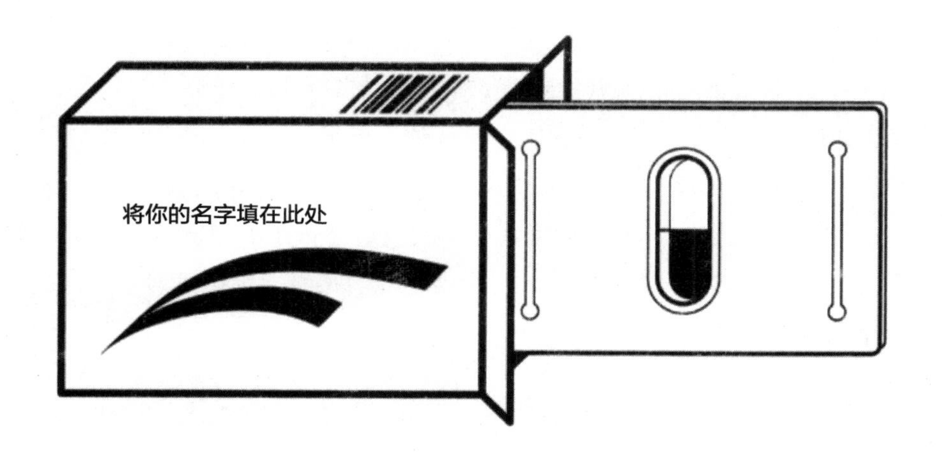

医生必须亲自去看病人吗

#数字医疗 #远程医疗 |《逃离地下天堂》（1976 年）

荷兰的一家电信公司邀请我在晚饭后给高管们做一次演讲。晚上 9 点以后，人们吃饱喝足了，很放松，这个时候做演讲感觉很好。我谈到了智能手机、平板电脑和远程医疗设备将如何扰乱医疗保健。我提到了优步，以及如何将它的商业模式部分应用到医疗保健中。高管们对此很感兴趣。医师必须亲自去看病人吗？这个问题不在于医生是否会继续亲自看望病人，而在于他们是否必须这样做。

护理的实质是医师和患者的面对面交流，而这越来越成为一种奢侈。我们不能培训足够的医生来满足不断增长的全球需求。另外，随着医学变得越来越复杂，训练变得更加紧凑并且需要更多时间。日益拉大的差距可能永远无法以传统方式填补。例如，非洲发生的疾病约占世界的 28%，但其医疗卫生工作人员仅占世界的 3%。远程医疗可以补充和替代传统的医患互动。

该技术的目的不是要在其他情况下不进行亲自拜访，而是要使患者能够就医。即使在诊所使用远程医疗，通常也会有远程护理专家和主治医生或护士在场。

InTouch Health 是一家开发远程护理解决方案和设备的公司，其董事告诉我，他们有一个病患家庭住在玻利维亚的一个偏远地区。这个家庭的一个孩子病了 18 年，却没有得到确切的诊断。在与萨斯喀彻温省的一个医疗小组进行了一次仅持续 45 分钟的远程会诊后，这个孩子的问题得到了正确的诊断。现在，一家人可以安然入睡了，因为他们知道有希望得到治疗，这改变了他们的生活。

在另一病例中，来自克利夫兰的一名 60 岁的妇女在地下室洗衣服时突然倒下。她挣扎着爬上楼梯，打电话求救。20 分钟后，一辆救护车抵达并进行了 CT 扫描。克利夫兰诊所的神经科医生远程读取结果，诊断为中风，患者被抬上救护车后 32 分钟，移动小组开始对其实施适当的治疗。对于中风，尽早治疗对于防止永久性伤害至关重要。在这种情况下，远程访问专家至关重要。

然而，还有许多事情是医生无法远程操作的。我们不能闻，尽管有时这可以用来诊断；我们无法触摸，尽管这可以让我们感受到另一个人在远处的感受的传感器正在生成数据。智能手机的摄像头并不总是运行良好，光照条件也不理想。然而，我们没有理由不期待情况会有所改善。

服务行业转向了优步的模式，创建了一种按需上门服务的商业模式。这家名为 Firstline 的公司通过一款智能手机应用程序提供就医服务。患者自行选择专家，还可以选择是需要电话、短信服务，还是上门服务。与优步相似，如果附近有医生，很快就能看病，处方会以电子方式发送到当地的药房。远程咨询服务每月收取费用，上门服务则收取一次性费用，而有些保险公司可以报销这些费用。

总部位于芝加哥的初创公司 Go2Nurse 将医生模式应用于护士的远程访问。大都市地区有数百名注册护士。就像优步一样，患者可以要求上门服务并通过该应用程序付款。患者还可以选择先与护士聊天，以确定是否有必要进行上门服务。该应用程序还可以将英语翻译成西班牙语。

这样的例子随处可见，在印度尼西亚，飞利浦公司正在进行一个帮助医生远程监控孕妇的试点项目。远程获取的数据通过手机发送给产科医生，产科医生可以确定孕妇怀孕是否有很高的风险。在肯尼亚，有 1.2 万名护士通过电子学习项目学习了如何治疗艾滋病、疟疾等主要疾病。其培训的护士人数超过了任何物理教室所能容纳的人数。约旦医疗保健计划使用思科

HealthPresence 远程医疗技术将专业医疗保健的覆盖范围扩展到约旦的农村社区。

夏威夷是首批居民可以在线或通过电话支付 10 分钟的固定费用来看医生的地方之一。视频会诊将成为日常医疗保健的一部分，它消除了传统医疗系统中不必要的病人探视。想想那些必须上班的日子，再想想人们在等待医疗救助时的焦虑心情，如今都可以通过智能手机得以解决。我们大多数人都生活在智能手机的世界里，智能手机是通向这个解决方案的大门。现在，由于相关技术的存在，我们需要的只是良好的商业模式和服务。

皮肤病患者可以用手机拍摄照片，填写一份简短的调查表，然后将其提交给瑞典一家服务公司 iDoc24。患者会在 24 小时内收到答复，只需一次性付费。CellScope 开发了一款智能手机，可以拍摄高质量的耳道图像。当患者怀疑耳朵感染时，他们可以将照片提交给服务部门并获得远程医疗帮助。提供此类服务的大多数公司声称它们不提供医疗建议，而是提供教育信息。这是一种规避监管的方式，在政府监管做出改变之前大概只能如此。

远程护理不仅存在于看护者和家庭之间，也存在于临床环境中。InTouch Health 公司的机器人可以安全地在诊所内穿行并提供远程视频会诊。在某些诊所中，此类机器人已成为员工的一部分。在美国的超市里，专门设计的展台可以使患者提交他们的生命体征数据，并通过视频与医生交谈。

这些发展将导致越来越多的人使用虚拟现实设备。患者将能够与远程医生进行 3D 交互。而人类之间的接触将会消失，织物和手套的触觉反馈可以让人们感受到其他人在远处的感觉。

远程医疗有望在医疗服务提供和无法获得医疗服务的人群之间架起一座桥梁。具有可行商业模式的技术可以在以前没有医疗服务的地方提供医疗服务。这听起来可能有些矛盾；数字化技术实际上可以传播人类的触觉。

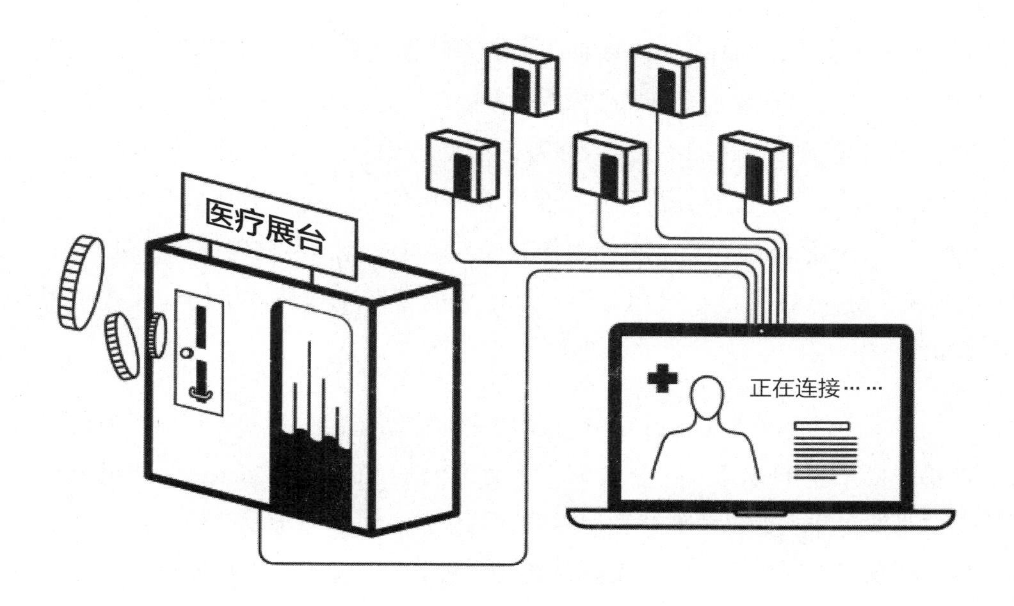

穷人能享用创新性医疗科技吗

#数字医疗 |《极乐空间》（2013 年）

这个问题分别在巴塞罗那的公共卫生圆桌会议和迪拜的数字卫生会议上被提出。财政上的不平等始终是一场斗争，但卫生方面日益加剧的不平等很可能会导致混乱。尽管我们对颠覆性技术将降低医疗服务的成本很乐观，但这只有在社会强烈要求改善这些设备和服务时才会发生。

组织机构和富有远见的人已经提出了有关如何改善欠发达地区居民条件的想法。Not Impossible 的 CEO 迈克·艾伯林（Mick Ebeling）在苏丹遇到了一个名叫丹尼尔的男孩，他的双臂都被炸掉了。艾伯林决定打印出定制的义肢，这就是著名的“丹尼尔计划”的开始。艾伯林还培训了当地人如何为其他截肢者打印假肢。他希望丹尼尔的故事能发起一项全球运动。

E-Nable 公司同样使用 3D 打印机为孩子制作假肢，打印这些部件大约需要 25 美元。修复后的手可以让孩子骑自行车，拿起玻璃杯，或者和其他孩子一起玩。通过谷歌公司 60 万美元的资助以及与 3DSystems 的合作，E-Nable 能够将廉价的假肢分发给全世界需要的人。我在巴黎举行的“医生 2.0 与你”的活动中检查了它们制作的成人假肢手，虽然这些假肢手是用 3D 打印机的材料在几个小时内制造出来的，但其握力和整体结构却让我感到惊讶。

另一个例子是 SonoSite 公司开发的一种移动超声波技术，可向任何位置提供诊断质量的成像。一个名为“浮动医生”（Floating Doctors）的组织在巴拿马海岸线上的巴伊亚格兰德村落社区中建立了一家流动诊所。第一位使用这项技术的医生在一位有腹痛的老太太家中为她做了胆囊扫描。

将这些创新与愿意帮助欠发达地区的人们结合起来，可能会比生活在发达国家的患者更快地获得医疗服务。缺乏地方法规以及对服务的迫切需求导致了这种情况的出现。

随着医院通过可穿戴设备和远程医疗进入我们的家庭，患者是否生活在一个发达或不发达的医疗体系中将逐渐变得没那么重要。移动电话服务的迅速普及使得建立数字连接所需要的设备已经掌握在患者手中。

奇点大学组织的全球影响力竞赛就是为了实现这一目标而组织的。竞赛旨在选出最具前瞻性创意的杰出企业家、领导者、科学家和工程师，这些创意会在未来 3~5 年内影响数百万人的生命。竞赛的获胜者将获得其研究生课程的全额奖学金。过去的获奖应用程序包括：对慢性伤口进行分类和监控的图像处理技术；用于收集和处理垃圾的无人驾驶清扫车；用于检测和跟踪孤独症和学习障碍的 Harimata 游戏平台。

XPrize 的 Visioneering 部门旨在确定与食物、健康和房屋有关的未来问题，这些问题可以通过有奖竞赛解决。比尔及梅琳达·盖茨基金会（Bill & Melinda Gates Foundation）监督一项旨在改善发展中国家健康状况的全球健康计划。当前的项目涉及疟疾、艾滋病、肺炎和结核病。

数十年来，医疗科技的成本一直在上涨，这也是我一直在讨论的发展背后的推动力。颠覆性创新可以扭转成本上升趋势。2003 年，128MB 的 USB 驱动器的价格约为 35 美元，相当于 2015 年 128GB 驱动器的价格。1977 年，太阳能电池的价格为每瓦 70 美元。到 2013 年，已降至每瓦 0.74 美元。腹腔镜手术解放了医院的手术室。顾名思义，颠覆性技术总是比传统技术更便宜。

降低成本的另一个推动力是众筹。硅谷的企业家们提出了一个可供外行人用来测量其生命体征的小型设备的创意。Scanadu 公司在 2013 年发起了一个众筹活动，并在 Indiegogo.com 上从 8800 个支持者那里获得了 166 万美元的资金。在第一批设备出货后，它们开始获得更多的关注和更多的资金。截至 2015 年 5 月，它们筹集到的资本总额约为 5000 万美元。

我们可以通过让摩尔定律（技术的指数级改进）来降低医疗成本。如果不能通过让人们养成更健康的习惯来减轻传统医疗的负担，那我们将无法降低传统医疗的价格。老实说，这种情况不会发生。现在需要做的是，为那些愿意并有能力重构医疗成本的企业创造一种新的氛围。研究发现，只有 0.5% 的研究评估了与现有技术同样有效但成本更低的新技术。社会越要求这种改变，新技术就会越快出现。

黄疸影响着发展中国家约900万的新生儿。其治疗方法很简单——蓝光，但是光疗灯的价格高达 3000 美元。一家名为 D-Rev 的非营利设计公司仅用 350 美元就制造了这种设备。在斯坦福大学进行的测试中，这种新机器的性能优于传统的、昂贵的机器。

在发展中国家，轮椅必须要能应对崎岖不平的道路。但是，能够应对崎岖地形的设备非常昂贵，每台轮椅的价格在 2000 美元到 5000 美元之间。麻省理工学院的移动实验室设计了一款杠杆式轮椅，可以应对越野地形，价格为 200 美元。

生活在欠发达地区的妇女并不总能得到卫生护垫，而且卫生护垫的价格昂贵。她们每年可能会耽误大约 50 天的工作和学习时间，因为经期期间她们需要待在家里。麻省理工学院的一名毕业生开发了一种可以用香蕉果肉制成护垫的机器。现在，颠覆性的创意很快就会出现在有巨大需求的领域。

在加纳、尼日利亚、肯尼亚和坦桑尼亚，患者只要将疟疾药物标签上的代码发送到一个免费号码上，即可获得“是”或“否”的确认，来判断该药物是不是正品。

有了网络连接，人们想要改变传统医疗系统的机会比以往任何时候都要大。从世界各地的专家众包信息，为一个好的创意进行众筹，或者使用当地的 3D 打印机来制造一个原型，所有这些都有可能使欠发达地区的人们设计出比硅谷或欧洲更好的医疗工具。

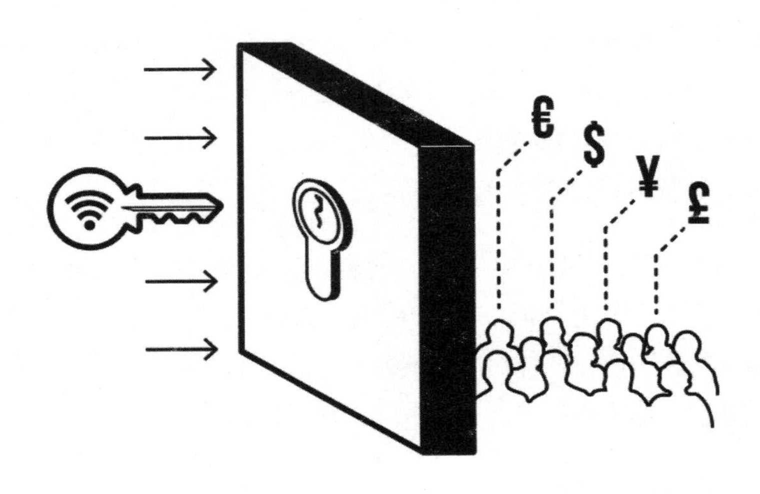

科技将如何改变体育运动的未来

#数字医疗#体育|《回到未来》(1985年)《铁甲钢拳》(2011年)

布达佩斯体育大学的校长邀请我在其团队组织的有关体育未来的会议上发表主旨演讲。他们想了解有关量化身心健康的最新、最佳做法，并请我推测未来几年技术可能为体育运动带来的机遇。校长在演讲前的会面中问我对技术如何改变体育的未来的看法。作为一名体育爱好者，我花了很多时间来思考体育的未来——运动员、教练和观众的生活将如何因科技而改变。

数十年来，技术一直是体育运动的主要影响因素。在自行车、游泳和田径等赛事中，专业计时器服务通过每千分之一秒计数来改变运动规则。自2001年以来，鹰眼技术已经帮助人们能够跟踪板球运动的轨迹。在视频回放中，该技术显示了整个运动轨迹，所以我们可以清楚地看到是不是进球了。

足球运动员的表现已通过欧足联在2007年采用的方法进行了测量和评估。16个摄像头监视着场地，以使裁判员准确地知道运动员和球的轨迹。它们知道运动员所经过的距离或他拥有多少次传球。球门线技术可协助冰上曲棍球和足球裁判确定是否进球。在美式橄榄球比赛中，裁判可以在比赛结束后观看比赛回放。在篮球比赛中，NBA使用回放功能在比赛的最后两分钟内检查最后触球的决定。

问题不在于技术是否能提高游戏技巧或观众体验，而在于我们将在多大程度上让它占据主导地位。该技术始于简单的健身器材和测量距离和步数的GPS设备。但如今技术应用的机会范围扩大了许多。许多职业俱乐部的运动员在训练甚至比赛时都穿着特殊材料的运动服来测量他们的生命体征。工作人员和球员可以做出关于状态和身体改善的最佳决定。

正因为如此，近年来，漂亮衣服有了显著的改进。HexoSkin 开发了一种衬衫，内置传感器，可以测量穿着者的心率、呼吸、步数、步速和消耗的卡路里。这些衬衫有成人码和青少年码两种，主要面向职业运动员、研究人员和那些想要过健康生活的人。目前电池寿命不到一天，你仍然需要在衬衫上安装一个设备来测量你的生命体征。太阳马戏图（Cirque de Soleil）用这款衬衫来监测表演者的疲劳程度。OMSignal 也推出了价格更低的类似衬衫。记者在对衬衫进行了测试后说，或许值得期待新一代产品。虽然这些衬衫看起来很有前景，但其还没有准备好进入主流市场。

MC10 公司生产的微芯片可以同时测量许多生命体征。一种名为 Checklight 的生物标记芯片被添加到一顶无边沿的便帽中，这样一来，它就可以检测出一名运动员在遭受碰撞后，其头部是否受伤。在另一个应用中，这种生物标记芯片可以贴在早产儿的皮肤上，以持续监测其体温。

体育科技发展背后的两个驱动力是提高运动能力和获取更大收益。数十年来，在自行车、棒球和摔跤等项目中，兴奋剂问题一直存在。未来可能不得不应对另一种兴奋剂——科技兴奋剂。

运动员可以通过天赋、幸运的基因或良好的训练超越他人。在金钱的驱动下，所有这些工作都可以正常进行，但是无论背景如何，都需要高质量的数据。你使用的微芯片越好，数据分析越精确，结果就越有希望。今天的运动员通过设备可以测量许多参数。对于赛艇运动，Motionize 公司开发了一款应用程序，可以计算从划臂长度、心率到每次划臂之间的距离等一切数据。另一个设备 Skulpt 可以分析人体脂肪的百分比和肌肉质量，以将其优化为个性化训练程序。ShotTracker 可以分析球员的击球技术，并提出改进的方法。

有了这些设备，运动员可以训练得更安全、更努力，并且整个过程可以自动量化。举重运动员可以刻苦训练，在比赛中发挥最佳状态。或者，可以测量训练的每一个要素，优化他们的饮食结构，看看如何最大限度地利用遗传背景，在比赛中发挥最佳状态。显然，更多的运动员将转向颠覆性创新，这些创新可以使他们变得更好，还可以衡量他们取得的进步。

业余运动的锻炼经验也应该改变。有了更舒适、更便宜的应用小插件，测量数据对于那些只为娱乐而运动的人来说是无缝对接且容易获得的。一款名为 Playpass 的应用程序使人们可以组织许多运动中的休闲联赛，并能协助找到参与者。Sport42、Sportpartner 和 BuddyUp 等其他应用程序可以帮助用户找到愿意一起跑步或踢足球的人。现在，社会动机可以在使人们更多地参与运动中发挥重要的作用。

设备和数字服务只是开始，当通过零售服务评估血液标志物变得广泛可用时，运动员就可以测量他们日常训练中的生物影响。目前可以达到这样的效果，但是其过程很复杂。再过几年，它可能就会变得和测量脉搏一样简单。运动员获得的生物科技服务越多，优化体型的可能性就越大。

除了生物标记，运动员还会发现他们特定的基因是如何影响成绩的。有了这些信息，他们可以个性化自己的训练，而不是遵循所有球员的惯例。一家名为 Athletigen 的公司提供直接面向消费者的基因测试，并声称可以将自己的得分与世界各地的人们进行比较。消费者发送唾液样本，就可以收到关于动机、耐力、恢复、损伤保护和厌氧能力的评分。

有传言称，有科学家正在创造具有特定基因特征的人类胚胎，比如运动能力基因。关于如何安全、合法地进行这项工作，目前还没有国际标准，但仍然有许多组织试图制造转基因的人类胚胎。即使这种方法是正确的，肯定也会失败，因为人类的特征要复杂得多，而且依赖的远不止一种基因。

运动训练也将得到改善，并在训练技术上变得更加根深蒂固。许多足球教练用头顶上的摄像机拍摄训练过程，以便在重大比赛前分析球员的动作。与 ChryonHego、Catapult 和 Kinexon 等公司提供的服务相比，这种方法非常简单。3D 运动跟踪和智能分析为每个运动员提供了更精确的数据。每个球员都被分配了可量化的表现指标，就像在国际足联（FIFA）足球系列或美国橄榄球联盟（NFL）系列等电子游戏中被分配的指标一样。

观众的视角也将会改变。First Vision 提供了一个安装在运动员制服上的集成摄像头系统。这样一来，球迷就可以从球员的角度去观看比赛，甚至可以在球员之间切换视角。很多人可能愿意花钱从莱昂内尔・梅西（Lionel Messi）或安德雷斯・伊涅斯塔（Andres Iniesta）的角度去观看球赛。伊涅斯塔本人也很支持这个想法。3D 和虚拟现实设备的引入将使粉丝们看到梅西在球场上的体验。我们将可以在我们想看的比赛和我们感兴趣的球员之间进行选择。

2013 年，美国职业棒球大联盟的体育场观众超过了 7400 万人。奥运会、足球世界杯决赛和美国超级碗等赛事通过电视和在线频道吸引了超过 10 亿观众，而且我们都在观看同一屏幕。想象一下，当观众的体验变得真正个性化时会发生什么样的变化。你将成为自己的体育项目的导演。

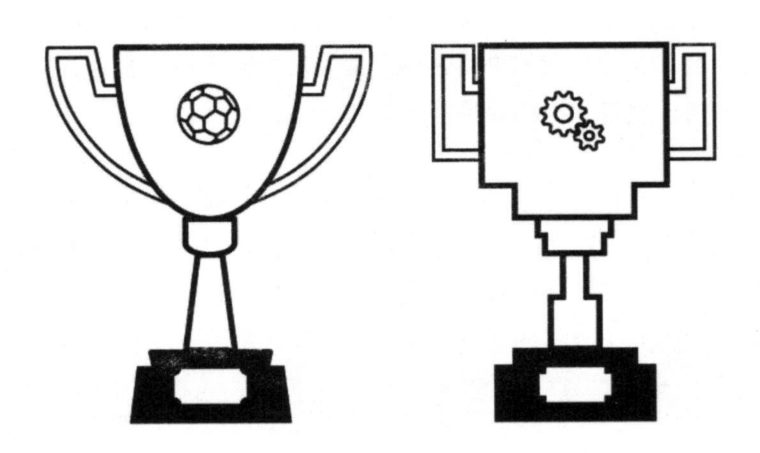

科技将改变整个体育领域。首届神经机械假肢奥运会于2016年10月在苏黎世举行。只有通过技术增强的人才可以参加比赛。作为喜爱足球、壁球、跑步和田径运动等各种运动的人，尽管我不想让科技主导我对运动之美的享受，但我仍希望通过数据改善自己的运动成绩。

第 6 章　颠覆性趋势

人造食品能彻底解决饥荒问题吗

营养 # 膳食指南 # 闲谈健康 |《绿色食品》（1973 年）

2014 年，我在佛罗里达召开的美国临床病理学会大会上做了一次主旨演讲。大会组织者要求我多讲一些关于基因组学和生物技术的未来趋势方面的话题。我举了一些关于基因组测序以及利用微生物设计新药的方法的例子，还提到了如何在实验室里制造器官或食物。那天晚上，在总统晚宴上，我和一位来自中非的病理学家聊天，他问我人造食品能否彻底解决饥荒问题。他的国家正在面临粮食短缺的困境，他想知道人造食品是否可以成为解决之法。

世界粮食计划署有一些令人沮丧的关于全世界饥荒的统计数字。全球大约有 8.05 亿人的营养得不到足够的保障。这意味着全球每九个人中就有一个营养不良。其中，营养不良人口比例最高的是撒哈拉以南非洲地区。在那里，营养不良已经导致了近一半的五岁以下儿童死亡。全世界约有 6600 万学龄儿童挨饿，而这一数字还在增加。相比在 20 世纪 90 年代超过 10 亿人营养不良，保证食品安全以及接受其他国家的救济可能会使这些数字降低，但在这方面我们还有很长的路要走。鉴于传统方法未能令人满意地缓解这一问题，我们可能会把问题的解决方法转向新技术。

当今的粮食生产已经对环境造成了难以承受的压力。我们生产的粮食中大约有三分之一被浪费掉了。想象一下，任何其他企业的工作效率都是如此之低，而这些被浪费的粮食中的营养成分变得越来越难以回收，会是什么样的境地。随着传感器成本的降低和自动化效率的提高，机器人将逐渐取代农场工人。

实际上，机器人的事例已经随处可见了。WP5 机器人可以自动收获温室里生长的辣椒。它是自主推进式的，并自带摄像机和照明设备。这样的机器人是具有经济可行性的，它每六秒钟就能摘取一份水果或蔬菜，价格却不到 22 万美元，而且至少可以持续工作五年。有些农民已在使用通过雷达帮自己引路的自动驾驶拖拉机，而这些自动驾驶拖拉机不再需要借助纸质地图以及全球定位系统就能行进；无人驾驶飞机可以监视大片的农作物种植区并探测灌溉需求问题，它们的分辨率比卫星高，而且使用起来比固定翼飞机便宜；葡萄酒机器人可以监视葡萄园的健康状况并检查土壤条件，它可以在植物苗圃周围导航，并根据人类制作的触屏计划移动盆栽籽苗。虽然总有一些只有人类才能完成的任务，但总体上农业的成本相应地被降低了，效率也被相应地提高了。

随着农业技术的提高，农业部门正将注意力转向人造食品。养殖牛肉项目的目标是在实验室生产出人造牛肉。技术人员从牛的肩膀中取出肌肉细胞，用培养皿中的营养成分培养这些细胞，它们就会生长成肌肉组织。由几个启动细胞就能派生出几十吨肉。一旦有了这些从实验室培育出来的肌肉细胞，那么全世界的人都能吃饱了。

2013 年，实验室生产的汉堡肉的价格为 325 000 美元。到 2015 年，该肉的价格已降至 11 美元。到目前为止，最大的障碍不是技术，而是食品的味道，这与人们原来吃的肉不同，因为这些人造肉的血液、脂肪和结缔组织都不见了。但研究人员正在努力改善这一状况。一家名为 Modem Meadow

的公司就打出这样的营销口号："我们以后吃的肉都应是人工培育的，而不是屠杀而来的。"

美国旧金山的一个团队正在研制纯素奶酪，它含有与牛奶蛋白相同的蛋白质，但这些蛋白质并不是来自动物。它们将酵母细胞转化为小型牛奶蛋白工厂。它不是奶酪替代品，而是非动物源的真正的奶酪。它们的制作过程比标准奶酪更环保。

八千年来，我们一直在收集和饮用动物奶。而今，生产牛奶的环境和经济成本非常大，因此，非动物源牛奶将受到人们的热烈欢迎。Muufri 这家初创公司希望设计出能够产生牛奶蛋白的酵母培养物，并能保留真正牛奶的味道和营养价值，希望世界各地的许多人都可以使用它。它比目前我们日常食用的牛奶更便宜。乳制品生产过程中排放的气体每年约占全球温室气体总排放量的 3%。Muufri 公司认为，将整头牛只用作生产牛奶是没有效率的。它们可以控制牛奶蛋白的实际含量，虽然它们生产的奶还不能提供与自然牛奶一样的品质，但已经非常接近了。对于监管当局是否会同意此项科技，我们将拭目以待。

埃隆·马斯克曾对一位导师的女儿说："如果有一种方法可以让我不吃饭，能节约更多的时间用来工作，那我不会吃。我真希望有一种不用坐下来吃饭就能获得营养的方法。"而 Soylent 公司正在进行这方面的研究工作。它们在研发一种可以与水混合的含有普通成人所需营养的膳食替代粉。该公司建议消费者在 Soylent 公司生产的食物和真正自然的食物之间找出自己真正偏爱的食物之前，可以补充传统膳食。该公司希望其产品可以为人们节省为准备每餐食物所花费的时间和精力，而其每餐饭的费用大约是三美元。截至 2015 年，它被 FDA 公认为是安全的，且还没有人提供任何关于其风险或潜在利益的数据。

最终，人们可能会开始在家里打印食物。那些想要通过科技手段而不是花时间准备饭菜的人将有机会在家里使用 3D 打印机打印食物。

当第一篇关于在家里打印食物的文章发表时，Foodini 项目便受到了人们的极大关注。自然机器（Natural Machines）公司的首席营销总监及联合创始人利奈特·库斯玛（Lynette Kucsma）告诉我，这个计划是用新鲜的原料打印食物，而不是制造人造食品。甚至她的第一反应也是对打印食物的概念持否定态度。但是，一种链接到互联网并通过触摸屏设备控制的设备可以使人们世世代代都更好地理解和再造这样一份家庭食谱。在这个叫作 Foodini 的机器里没有食物胶囊，但是这个软件让打印食谱变得更容易，用户可以自己在家制作食谱。

目前，Foodini 可以打印出糖果、曲奇饼、巧克力、饼干、面包条、意大利面、汉堡，甚至是烤好的比萨饼。一个在线社区分享了它们的一个成员的想法：这类装置将被作为厨房用具。我们在设备中预装食物，以便保持其新鲜度。在回家之前，我们通过智能手机应用程序向设备发送一份执行做饭命令的通知，等我们回家的时候饭菜已经做好了。尽管 Foodini 目前更注重定制食品设计，主要是设计糕点，而不是三餐，但一切都值得期待。

再过两代，可能就没人知道怎么做饭了。我们将以电影《第五元素》（*The Fifth Elemant*）和《回到未来 2》（*Back to the Future II*）中描述的方式打印我们需要的东西。库斯玛认为应该会发生相反的情况。我们必须准备好新鲜的配料，必须知道食物里有什么成分。食物扫描仪在这方面可能会对我们有所帮助。将来在大卖场可能提供这种供打印的现成食物，这将使整个过程变得更简单。技术让我们的生活更方便快捷，而不是改变我们的饮食方式。正如库斯玛所说，研发和测试的重点应该放在食物的味道上。

2015 年，一项名为“Bocusini”的群众募资计划设法研究和打印出糖和杏仁糖中的精炼物。一台带有加热挤压头的简易 3D 打印机所使用的“墨盒”是杏仁糖、巧克力和软糖。提出这一创意的德国团队希望人们能够破解这台食品打印机，使其个性化，并能从 2016 年起在家中开始使用。

Biozoon 能为那些需要吃纯餐的老年人打印出美味可口的食物。而 ZMorph 和 Choc Edge 可以打印出用户想要的任何形状的巧克力。2013 年，美国宇航局的食品打印机打印了一款概念验证的薄型比萨饼，它在被打印出来后的 70 秒内就被烤好了。这样的打印机可以为火星殖民者提供他们所需要的所有维生素和矿物质。最终的产品并不总是比萨饼，也可以是任何能够通过软件建模的东西。

但说实话，所有这些方法都必须符合现行的，或者是即将开始实施的规章条例。若是不求助于这些颠覆性技术，我们养活不了有着日益增长需求的数十亿人。我们需要一种健康的生活态度和规则，来帮助这些发明家和创新者们缓解全世界八亿多人的生活需求和粮食压力，还要保证它不会夺取我们享受美食的快乐。

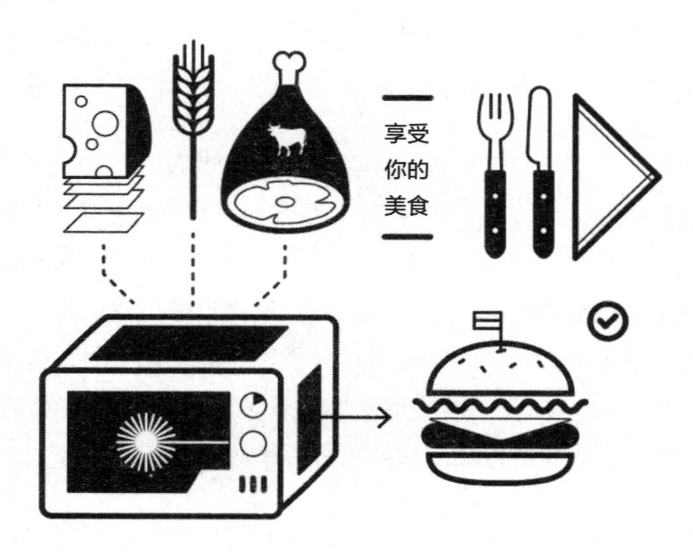

可穿戴革命之后会发生什么

可穿戴设备 # 可穿戴技术 # 医学未来 |《全面回忆》（1990 年）《捍卫机密》（1995 年）

美国东海岸的一个投资者论坛邀请我谈论一个令人兴奋的话题：可穿戴革命之后会发生什么？当我发言时，我演示了自己用来测量健康参数的所有设备和方法。然后，我详细阐述了当可穿戴设备进入主流时，我认为可能会发生的事。

越来越多的人已经在使用可穿戴设备。这种市场需求将继续增长，而这种设备将在体积上变得越来越小，同时也变得更便宜、更舒适。目前人类不可能全方位监测自己的健康，然而我们能够以数字方式做到这一点，这在历史上还是第一次。随着数字监测技术的高速发展，我们已经到了应该知道要监测什么、为什么要监测，以及如何监测的阶段。

但现在看来，除了可穿戴设备之外，其他技术也将同时准备就绪。在许多情况下，我们所说的智能服装仅仅是带有几个感应器的传统服装。真正的智能服装将能够传达穿着者的心情，并根据心情变换颜色。

特殊织物可以通过调节体温、降低抗风能力或控制肌肉振动来提高肌肉的性能，而这正是肌肉疲劳的主要原因。一家名为 CuteCircuit 的公司在纽约举办了一场时装秀，模特们可以通过智能手机控制服装的外观。触感内衣（Fundawear）是一种可穿戴技术，它可以通过智能手机应用程序实现身在世界上不同地方的情侣之间的肢体接触。穿着触感内衣的情侣可以在一定距离内互相挠痒，因为他们可以通过触摸自己 T 恤的某一点而在对方的 T 恤上被激活。可穿戴技术将会受到时尚界的热烈欢迎。

要做到这一点，需要极薄的电子设备。这类电子纺织品或纤维电子产品具有电子特性，有时这种纤维学被称为数字刺青。例如，VivaLnk 有一个带黏性的可以贴在皮肤上的近场通信射频技术（NFC）刺青。它可以防水，并能持续使用五天。穿戴这种微电子产品的人可以通过将手机靠近该标签而给自己的手机解锁。它还可以激活相机，访问 Twitter，并撰写电子邮件。然而，它仍然是一种可穿戴技术。

微芯片可以附着在皮肤上，用来监测任何健康参数。当穿戴者需要处理一些事情时，它会向他们的智能手机或智能手表发送通知。日本的高孝所美教授的团队正致力于开发最薄的传感器来监测我们所需要的一切。2015 年，他们对外发布了一种可穿戴、可打印的温度传感器，这种传感器可以远程传递穿戴者发烧的信息。也许是时尚界会先把这项技术带给人们，而不是人们通常认为的医疗应用。

还有一类工具可以被称为“可消化工具”，因为它们是一只容易被人吞咽的胶囊或小玩意。Adhere 科技公司设计了一个智能药盒。当病人忘记服药时，它会通过电话或短信通知他们。它可以提高患者的配合度并监测药物的吸收。结肠镜检查不是最舒适的医疗程序，但它往往是必要的。成像药丸摄像头是一个标准大小的胶囊，里面有一个摄像头，可以很容易地吞咽，并能观察到消化系统。

Proteus 公司已经研制出含有沙粒大小传感器的药丸。当药丸到达胃部时，它会发出信号，病人所佩戴的贴片会出现一个斑点以此证实药物已被服用。患者可以在智能手机上进行更新，并设置药物提醒，而他们的医生可以通过访问门户网站上的数据来了解治疗的效果。服药首次成为一个可控和可监测的过程。另外，大数据还可以帮助我们在监测身体和健康数据时做出更好的决定，而这些决定在使用感应器之前是无法做出和实现的。

所谓的“可内藏物”将被植入人体内或皮肤下。有些人已经有了射频识别机械植入器，通过它们可以打开笔记本电脑，控制智能手机，或者遥控车库门。射频识别标签已经被用于从运输到动物跟踪的各个行业及领域。美国退伍军人事务部宣布计划在医院使用射频识别系统，以改进护理水平和降低成本。有了这种技术和系统，病人只要穿过一扇带传感器的门就很容易被识别，以此取代其他昂贵而迟钝的方法。

2004 年，美国 FDA 正式批准第一批无线射频识别芯片植入人体。FDA 已采取相关措施，例如与制造商在无线射频识别领域合作，向公众宣传其对医疗设备的潜在影响。植入芯片听起来像是反乌托邦的科幻小说，但一家瑞典公司却在 2015 年要求员工真的这么做了。芯片可以打开防盗门、使用复印机，或者在不需要信用卡或密码的情况下支付午餐费用。然而并不是所有的员工都对这个想法感到兴奋。

无线射频识别玩具的发明者阿马尔·格拉芙斯特拉（Amal Graafstra）是第一批获得植入芯片的人之一。一位整容外科医生把一个微芯片植入自己的左手里，他的家庭医生在自己右手里植入了一个芯片。然后他做出了一些危险的事情——向所有人推销无线射频识别芯片，并找刺青高手或者医生为他们做手术植入。这种做法的确存在问题。随着公众越来越重视自身的利益，为了病人的隐私安全，应该尽快出台更为严格的监督和法规条例对其进行约束。

目前，道德和隐私引发的问题已经超过该技术可能带来的益处。在我们有了更多的经验和更好的监管之前，我们只能看到可穿戴设备延续目前这样的发展演变进程：可穿戴产品—刺青—易消化物—可内藏物。

我们的词汇量也有相应的调整，增加了一些可穿戴领域的新名词。例如：jerk tech 会使人变得不爱交际；Hearables 是耳式计算机；只有当智能手机在附近时，Nearables 传感标签才能工作；可穿戴式电子产品能监测到周围的环境，thereables 存在于我们白天移动的各个场所中。谷歌公司最近与李维斯公司建立了合作伙伴关系，共同开发智能纺织面料。时尚界很快就会有新的行业术语了。

不管我是通过穿戴的形式、入口消化还是皮下植入的形式接触这些可穿戴电子产品，我都很享受通过它们了解更多关于我对药物的反应、消化这些药物的速度，以及这些如何帮助我对我的生活做出更好的决定等方面的信息。

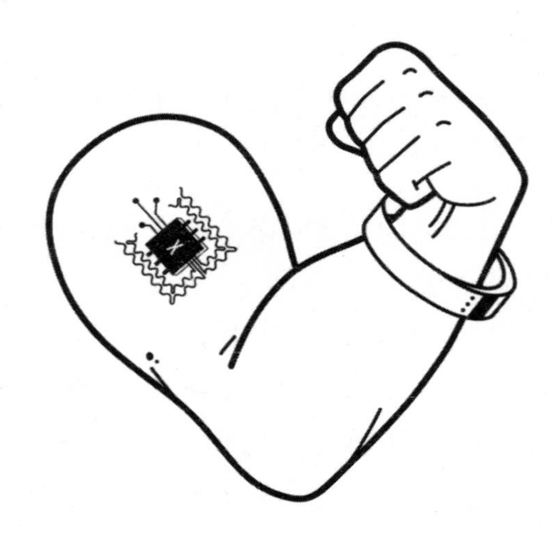

我们会 3D 打印或培育人体器官吗

3D 打印 # 生物技术 |《逃出克隆岛》（2005 年）《人兽杂交》（2009 年）

我十分乐意接受邀请向公众发表演讲，因为它是传播医学未来信息最有效的途径之一。有一次，我在西班牙毕尔巴鄂做完演讲之后，一位女士问我关于未来 3D 打印或培育人体器官的问题。她对这项技术并不是特别感兴趣，但由于缺乏器官捐献者，她失去了父亲。她父亲患有慢性疾病，急需一个新的肾脏，然而医院里等待器官移植的名单很长。那么，这些等待合适器官的数十万人是否还有希望呢？

她提到了一个重点。仅在美国，平均每天就有 18 人因缺乏可移植的器官而死亡，每 14 分钟就会有人被列入肾脏移植名单。一个需要器官移植的病人，要么苟延残喘地等待别人捐赠，要么等待死亡，这是多么残酷的事情！

第一次移植手术发生在 1905 年。当时一个 11 岁的受伤男孩的角膜被移植到了一个 45 岁农民的眼睛里，这个农民的眼睛是在一次事故中受到损害的。第一次世界大战期间，一个英国士兵做了皮肤移植手术。在 1954 年，实施了一个重要器脏的移植手术，一个来自马萨诸塞州的 23 岁的男孩把一个肾脏捐献给了自己患有慢性肾炎的双胞胎兄弟。

帮助器官发挥其功能的技术已经存在，所以不必换掉器官。Impella 是目前使用的最小的心脏泵。这是一个铅笔大小的支撑物，它得到了美国 FDA 的批准，可以在心脏手术时支撑心脏跳动长达 6 个小时。心脏伴侣二号（Heart Mate II）的作用就像一对心脏拐杖。它有鳄梨那么大，有些人已经在它的支撑下活了很多年。所有的心脏泵移植术接受者都几乎无法察觉到它的脉冲。未来当人们不得不替换这些心脏时，人们都希望生物学工程技术已经变得足够成熟。

我和威克森林再生医学研究所所长安东尼·阿塔拉（Anthony Atala）博士聊了一会儿，威克森林再生医学研究所是再生组织领域最先进的研究机构之一。其研究团队研制出了第一个实验室培育的器官——一个在真实的人体内植入的膀胱。阿塔拉博士仍在泌尿外科执业，目的是为了了解更多患者的需要。他说某些人体组织（如血管、阴道和尿管等）已经在实验室中培养出来，并被植入少数正在进行临床试验的患者身上。世界各地的科学家都在致力于增加生物学工程的数量和可能从中受益的患者的数量。最难培育的人体器官是心脏、肝脏、肾脏和胰腺。许多患者都是因等不到被植入这些器官而失去生命。

阿塔拉教授认为将来的生物打印技术可能看上去像戴尔模式。你的外科医生把你的组织样本送到一家公司。几天后，已培养好的器官被放入一个无菌容器通过联邦快递送达，然后准备植入。把它想象成一小块自己定做的器官。他强调这并没有外科手术的风险，只有对技术的考验。如果我们能克服这些障碍，那么工程化人体组织就可以像我们原本的器官一样发挥它的作用。

他相信，会有一天，要么通过细胞治疗，要么将一片功能良好的工程化人体组织植入人体，科学家会成功地恢复受损的复杂器官的功能。然而，这需要通过许多年的努力才能实现，至少在不久的将来还是无法实现的。要实现按需打印器官，我们还有很长的一段路要走。我们要避免抱有无谓的希望与期盼。

当然，也有例外，例如 Organovo 公司。它们正在积极开发一系列用于医学研究和新药研发的人体组织。这些包括正常的人体组织和专门设计的疾病模型。它们还致力于开发用于临床病人护理的特定人体组织。

2014 年，它们宣布通过几个星期以来的努力已经成功地打印了功能类似真正肝脏的肝脏组织。三维肝脏模型被称为 exVive3D，只有几毫米宽。3D 生物打印机的一个打印头保存了一个支持度矩阵，另一个打印头部被精确地放置了人体的肝细胞。该组织含有通常在肝脏中发现的所有细胞类型。它既能产生白蛋白、纤维蛋白原等蛋白质，又能合成胆固醇。以前的模型是二维的。3D 版本可以区分有毒和无害的化合物。它们的长远目标是终止制药公司的动物测试，因为这些肝脏组织可以评估潜在药物的毒性。

另一个惊人的演示发生在 2015 年 4 月的实验生物学会议上。Organovo 公司用 3D 生物反应器生成了功能齐全的人类肾小管组织。鉴于 80% 的等待器官捐献者的患者都在等待肾脏，这一进展可以向公众表明，生物打印并不只是一种承诺。在此之后，即使是科幻爱好者也很难想象接下来会发生什么。

生物材料是在玻璃器皿中被培育并打印出来的。一个帮助对抗感染的由细胞发育成的胸腺器官，并被移植到胸腺耗竭的小鼠体内。研究人员对小鼠胚胎细胞进行了重新编程，使其发育为免疫细胞。从那时起，膀胱、尿道和气管等都相继在实验室中被培育出来。

这一处方看上去很简单，但却可以说是一项壮举。他们扫描患者的器官，以确定个性化的大小和形状，然后搭建一个脚手架，让细胞能在三维空间中生长，再把患者身上的细胞加入这个脚手架上，最后，生物反应器为细胞成长为器官创造了最佳环境。细胞其实很挑剔，你很难让他们按照你自己想要的方式生长，甚至很难让它们生长，但幸运的是，最终研究人员找到了实现这一目标的方法。

人造皮肤、仿生耳、膀胱或角膜可能是第一批被生物打印技术制造出来或在实验室根据需要而培育出来的器官。在此之后，更复杂的功能齐全的器官也可能会被生物工程成功的设计出来。20 年后，我们可能会再来回顾一下移植等待名单，并感叹 2015 年的世界是多么残酷啊。

我不想破坏这一乐观而积极的前景，但如果监管不够严格和明确，打印器官的黑市将会蓬勃发展。一旦脚手架可用，而且方法是开源式的，那么世界各地的人们就会开始打印不受管制或未经测试的生物材料，并将它们卖给那些急需器官移植的绝望的人们。

可能出现的另一种情况是，仅仅是因为他们有能力购买新器官，所以与其改变生活方式或停止吸烟或饮酒等习惯，他们更愿意购买一个新器官。这将是一个棘手的道德问题。

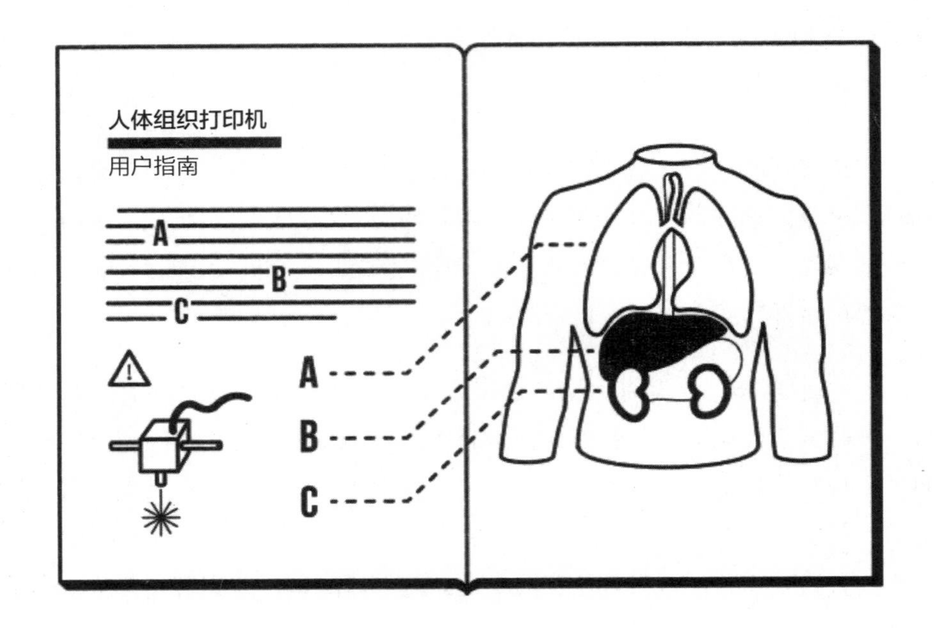

瘫痪的人还能再站起来吗

外骨骼 |《黑客帝国 2：重装上阵》（2003 年）《阿凡达》（2009 年）

这些年来，我收到过一些非常情绪化的问题。如果一次演讲很吸引人，听众的思想也很开放，那人们往往会问一些高度隐私的问题。在一次演讲中，我被要求谈论增强物的话题——如果仅仅是因为我们有能力这样做便增强了人类的能力会怎么样？ 然后我谈到了大脑植入物、机器人假肢、动力义肢和外骨骼。一个坐轮椅的女人是第一个提问的。她讲述了几年前她遭遇的事故，以及她在轮椅上的生活是多么地不便。她想知道瘫痪之人是否能再次站起来行走。

她并不是唯一一个陷入这种困境的人。据估计，每年有 12 500 人遭受脊髓损伤。截至 2014 年，仅在美国就有 30 万人遭受此类伤害。

虽然随着技术的不断进步，我对此还比较乐观，但我还是必须谨慎地回答这些问题。目前虽然有一种特定的技术是可用的，但并不是每个人都能负担得起。器官技术可能存在，但不能完全恢复器官的功能。面对这个轮椅上的女人，我的态度是既要保持信心又要面对客观现实，是的，瘫痪的人将能够再次站起来行走。即使是触觉也是可以恢复的。假肢最终可能会被我们自己的思维所控制。

在演讲中，我讲述了阿曼达·博克斯特（Amanda Boxtel）在滑雪事故中造成腰部以下瘫痪的故事。自从她开始了在轮椅上的新生活后，她加入了南极探险队，传递过奥运火炬，并一直努力改变着自己的生活。当她开始在美国加州的一家仿生公司工作时，她对生活充满了希望。

几年后，我看着她从轮椅上站起来，靠一台为她的外骨骼提供动力的背包电脑四处走动。一种连接在她关节上的机器人结构为她提供了足够的肌肉力量，从而支撑着她行走。这其实是个可穿戴的机器人。多亏了这些机械外骨骼，成千上万的瘫痪病人可以尝试再次行走。

我问首席技术总监拉斯·安戈德（Russ Angold）他们公司是如何设想未来的。他说，总有一天，他们会看到由于瘫痪或其他原因造成腿部无力而无法行走的人恢复了相应的行走能力。在人们的骨骼不能提供支撑力量的情况下，机械外骨骼是否会完全帮助他们，为他们的腿提供能量，又或者是否会有其他医学突破，使得机械外骨骼继续在人类的增加物中发挥作用呢？机械外骨骼的使用正在扩展到其他行业和领域。Ekso Works 增加了操作重型设备的工作人员。这可能是一个有效的工具，它可以在减少负荷和潜在的伤害的同时提高功效。随着 3D 打印技术的进一步完善，并变得越来越适用，动力义肢或外骨骼最终可能变得更像衣服，而不是像今天这样笨重的外骨骼。

还有一款以色列设计的名为 ReWalk 的设备。截至 2015 年，它的售价为 85 000 美元。2011 年，当 FDA 批准其在美国医院使用时，该公司引起了极大的关注。而当 FDA 在 2014 年批准其在家庭和公共场合使用时，它再一次受到了大众极大的关注。

这种机械外骨骼可用于火灾和地震等紧急情况。它可以举起巨大重量的物体，四处走动却不知疲惫，还可以避免受伤，这对于紧急救援人员来说可谓是一笔巨大的财富。2015 年 4 月发布的一只外骨骼靴使步行带来的疲劳减少了 7%。该设备的重量大约为 0.5 千克，比动力设备轻，而且其最显著的优势是其性能的提升。

不出所料，世界各地的军队都希望为他们的士兵开发作战用的机械外骨骼。DARPA 正在资助战士网（Warrior Web）项目，该项目正在开发一种士兵们可以穿在衣服里面的外骨骼，这将帮助他们跑得更快，爬起来更方便，跳起来比他们平常跳得更高。该设计将会减轻物理负荷，减少伤害，并增强士兵们的肌肉力量。

光是走路和跳跃是不够的。真正具有挑战的是让瘫痪的人在他们的机器人手臂碰到什么东西时再次有触觉。他们确实了不起，因为用机械外骨骼或使用机器人假肢走路并不容易。学会走路需要时间，由于缺乏触觉反馈，以及当脚触到地板或手接触地面时的感觉能力，一切都会变得更加困难。布满感应器的假肢让患者能适应不同的步行速度和环境状况。

现在正在开发的电子皮肤可以让患者通过假肢感觉到压强。让我们用科幻术语想一想。所有假肢和机械外骨骼的最终奋斗目标是恢复人类正常走路的功能。这意味着假肢应该由使用者的思维意念来进行控制。虽然现在神经修复术已经取得了重大的进步，但由于机器人的动作往往是不平稳的，而思维控制并不能真正实现凭直觉获取。使用者需一步一步地仔细想想他们想做的运动，随着产品的不断更新迭代，这使得患者可以仅凭意念就可以控制机器人手臂。有这样一个设备可以使病人完成握手、喝水、玩石头剪刀布等动作。

其中有一个叫埃里克·索尔托（Erik Sorto）的患者，他在颈部中枪受伤后瘫痪了。之后他接受了一个微芯片植入手术，将这个芯片植入他的大脑负责计划和想象活动的部分区域。他现在只需通过思维意愿就能移动他的机器人手臂。研究人员计划在他大脑负责感觉的那部分植入第二个芯片。这样，当机器人接触到某物时，它会向病人的大脑发出信号，让他感受到机器人手臂的触摸感受。

到 2030 年，机械外骨骼和相关的神经假肢有可能会变得越来越薄，而且能让人们负担得起，到时候瘫痪将不再是一个健康问题。这方面的研究前景良好，但很快就可能会出现大问题，那就是过度膨胀。为了得到机器人，人们可能会主观上想瘫痪或损坏自己的肢体。他们可能会认为这样的技术能给他们带来更多的权势和力量，机械外骨骼和假肢带来的好处比他们健康的身体器官更有吸引力。当假肢变得越来越先进，并以负担得起的价格面世时，这将成为一个公共议题。

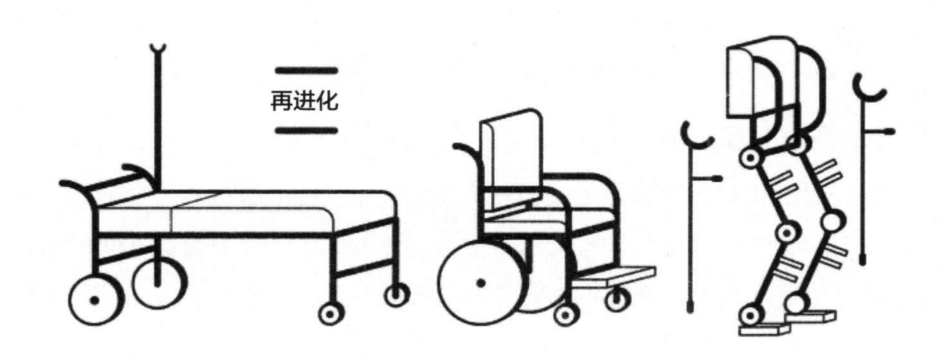

尽管如此，没有瘫痪的人可能还是想跳得更高，或者在步行数英里时感觉不到疲劳。使用这项技术的门槛是什么？当患者需要新的机器人手臂时，医生会做何反应？如果因为坐在机械外骨骼里行走变得更容易，人们不想再走动了，社会会变成什么样？这些问题表明，当最重要的问题得到解决时，且当以前瘫痪的人比我们走得更快时，我们将面临一些新的挑战。

我该尝试基因组测序吗

#基因组学#医学未来#二代测序技术|《第六日》（2000 年）

我儿时的梦想是成为一名遗传学研究人员。当我在 26 岁实现了这个目标时，作为一个极客，我决定创建一个新的、自己能参与其中职业，这就是我成为医学未来学家的原因。但是遗传学仍然是我之所爱，所以每当我被邀请谈论一些我在基因测试方面的经验时，我都很高兴并欣然接受。

在 21 世纪 10 年代初，直接针对消费者进行遗传基因检测是一件大事。当时提供此类服务的新公司层出不穷。在它们中间，我挑选了三家公司，我喜欢分享它们提供给我的东西，以及作为遗传学家，我如何分析自己的 DNA 信息。在一次演讲之后，一位 20 岁出头的女士告诉我，她的家庭成员都得了各种癌症，对此她很担心。鉴于我所描述的例子，她想知道她是否应该对自己的基因组进行测序。她想知道这样做是否能告诉她在未来几年的身体状况。她相信我们对 DNA 的信息的有关检测成果，但事实并非如此。

我在攻读博士时对自己的 DNA 做了分析，其实这个过程需要相当大的勇气。公司给我送去了取样管，我把含有细胞和 DNA 的唾液给他们送过去了。几周后我便可以浏览我的祖先的相关遗传基因了，并看看我和哪些名人有着共同的遗传背景，但实际上我主要是想看看自己有什么不可预知的疾病风险。

已经有数以万计的研究对遗传密码与特定疾病之间的联系进行了分析。如果在你的 DNA 中的某个位置有胞嘧啶而不是鸟嘌呤，那么你患哮喘的风险更大。基因测试公司设计自己的算法，并在计算疾病风险时选择使用什么研究方法。对于相同的 DNA 样本，在相同的条件下，我得到了三个不同的结果。其中一家公司告诉我，我患糖尿病的风险很高，另一家公司则说我患此类疾病的风险比一般人低，而我如果想要从这些结论中做出自己的正确判断，那么我必须是个遗传学家才行。

然而却没有真正对我有用的检测报告。我本想知道要怎样改变生活方式或者降低因基因导致某种疾病的风险，但在每一份检测报告中，他们都提出了同样的建议：健康饮食，多运动，不要吸烟，也不要过量饮酒。哦，对了，偶尔请你的医生检查一下。

我受够了这些不一致的检测结果，所以我决定自己分析基因组。我把我的 DNA 原始数据下载到一个巨大的文本文件里，里面有一些似乎毫无意义的代码，并上传到一个名为 Promethease 的服务中。做这些只花了我五美元，但它所提供的分析并没有告诉我直接的结果以及该怎么判断。相反，它带我发现了我的 DNA 和已知疾病之间的联系。几秒钟后，我的显示器上出现了一个巨大的列表，向我展示了我的 DNA 与众多研究结果之间的最高相关性。于是我开始浏览这些列表，并马上了解到了一些有趣的事情。

它标出了一些好的、积极的检测结果，比如说，我有尝苦味的能力，我患自闭症、克罗恩病、结直肠癌和肺癌的风险比较低，我对朊病毒引起的疾病（引起疯牛病的传染性微粒）有抵抗力。它还标出了一些不好的、负面的检测结果，比如我的 5- 羟色胺（血清素）处理能力较弱，所以这可能使我对新奇的事物比较敏感（实际上是取决于我的工作性质）。我患 2 型糖尿病的风险较大、对胰岛素耐受性和对尼古丁的依赖性也比较大。更清楚一些说，相同的情况已经多次出现在这两个列表上。鉴于以上这一切还很难得出最终结论，但是当我了解到我的肌肉几乎和短跑运动员的一样时，我还是相当高兴的。这也解释了我从六岁起就一直不喜欢长跑的原因。

今后对遗传信息的分析应该比现在更加顺畅和高效。很快我便发现DNA 测序费用比运送样本的花费还便宜。将会有数十亿的基因组等待着我们将这些信息用于医疗决策。到时候基因组测序也将面临一个存储的问题，从而使得信息学的发展成为瓶颈。

2013 年，FDA 公布了其对消费者遗传基因检测究竟提供了哪些服务的一些担忧。它也质疑了这些服务背后的科学背景。它们对此进行了监管审查，叫停了大部分的相关邮购服务，并要求由专门的机构和医疗专业人员负责基因检测。在最初的炒作之后，直接针对消费者遗传基因检测的需求呈直线下跌。我想很快它们就会再次崛起。

2014 年，一家叫作依诺米那（illumina）的提供测序服务的公司宣布，它们即将获得数十万个可用的新的基因组，这也就表明它们每次基因测序服务的价格将低于 1000 美元。随着价格继续下跌，会有越来越多的人想要获得基因组排序的服务。到 2017 年有这一需求的人数达到了 100 万，而到2020 年这一数字将达到 1000 万。

市面上还将会有向父母提供他们的新生儿的基因序列数据的服务。这项检测甚至可以在婚前就进行，因为孩子的 DNA 可以从母亲的血液中提取出来。通过这样一个基因检测服务可以告诉父母，他们的孩子在有生之年将面临什么样的疾病。

所有这些都将引导我们走向并开始了解基因工程。我们什么时候能根据遗传背景来做诊断？当这样的方法变得可行时，还有什么能阻止人们改变他们的基因组？基因疗法就是为帕金森病、白血病，以及某些免疫性疾病而生的，到 2012 年才获得了第一次基因治疗的批准。

2015 年 4 月，有研究人员报告称，他们可以编辑不能存活的“胚胎”的 DNA，这引发重大的伦理争论。问题不在于人们想要用这种方式来治疗疾病，而在于人们开始转向寻求通过这一基因疗法来增强其现有能力，而不是修复其受损能力。超人类主义者可以就这个话题谈上几个小时。

当能够进行 DNA 测序的设备变得足够小且易于使用时，人们便可以在家里使用它们了。牛津纳米微孔 MinlON 是一种便携式的 DNA 实时分析设备。测试样本包括血液、血清或水。将它通过 USB 连接到计算机上，便可以立即进行分析。现今的 DNA 测序基本都是在庞大的机构中进行的，那里面有成排的机器在不知疲倦地工作着，然后由一大群生物信息学专家提供一些相关数据。如果这种便携式设备的检测能达到一定的效率和质量，认知计算机就能把纯粹的数据转化为与日常健康相关的结论。

如今甚至还有更高级的、更新颖的服务，如 uBiome，它能提供生活在我们消化系统中的细菌的基因组测序。通过分析这些生物的组成，它可以告诉受试者他们体内是否有大量饮酒者、素食主义者或运动员才有的微生物群。虽然人们可以获得他们的 DNA 和肠道细菌的基因序列，但想要根据这些信息做出医学决定却是令人担忧的。

未来几年最大的问题是降低基因测序成本，是否能做到零成本，从数据中得出的结论的水平能否提高，以及广大民众对基因组学所能提供给他们的结论能有一个大致的了解。我们的 DNA 数据是值得拥有的，但可能需要我们再等一段时间。

基因组不是宿命论，而是风险。我们的基因就像是给枪装上了子弹，而我们的生活方式就是扣动扳机的那一个动作，能否不让枪声响起，安全健康地活着，全靠我们自己。除非我们成为自己健康的专家顾问，否则即使是最详细的基因报告也将对我们毫无意义。

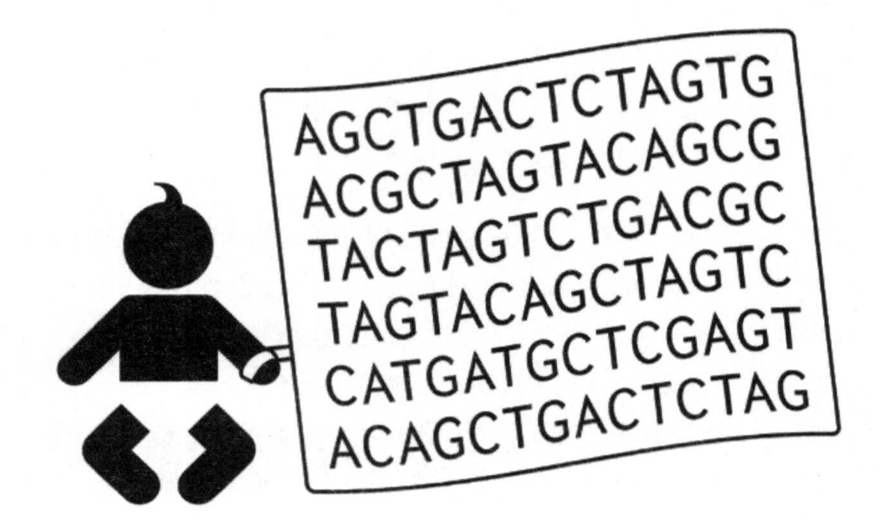

《星际迷航》中的医用三录仪会成为现实吗

#可穿戴技术#数字医疗#三录仪#移动医疗|《云图》（2012年）

作为一个影迷，我喜欢谈论近百年来的科幻电影是如何塑造我们对医学技术的认知的。当从事电影研究的大学生邀请我去做演讲报告时，我很激动。我把科幻小说的历史划分为五个时代，并列出了每一个时代的代表性电影。我展示了那些由电影和电视连续剧带给我们灵感的技术，以及他们从现实生活中借鉴而来的其他技术。我专门用了一整个章节来讨论受《星际迷航》启发的技术。这一技术名单很长，包括远程监控、无痛皮下无针注射器、声控通信器、iPad、可监测众多生命体征的诊断床，当然还有著名的医用三录仪（也称手持科学分析仪）。

当麦考伊博士抓起他的医用三录仪扫描一名病人时，便携式手持设备立即显示出了其生命体征、其他参数和诊断方式。“这是医生用的瑞士军刀。”当我们的课堂讨论转向潜在的医学用途时，一个疑心重重的学生问：“这类东西只是来自科幻小说而已，它该如何在实际生活中发挥作用？”于是我又列了一份清单供他思考。《星际迷航》中的一款视觉显示设备其实就是现在谷歌的智能眼镜；在电影《少数派报告》（*Minority Report*）里提到的抬头显示器运用的其实就是空中触控技术；目前DARPA正在研制开发《钢铁侠》（*Iron Man*）中的钢铁侠原型；《杰森一家》（*The Jetsons*）中的自动吸尘器其实就是现在iRobot公司的智能扫地机器人Roomba。我还可以举更多的例子。

一个可用于工作的医用三录仪能为医学界开启一个全新的时代。不再需要昂贵的机器和漫长的等待时间，信息将即时可得。医生可以扫描患者，或者患者可以自己扫描，并收到一系列诊断选项和建议。想象一下，要是在欠发达地区使用，它将会产生什么样的影响？它确实不能取代医疗监督，但如果没有医疗监督时，它就会派上用场。

当需要确认诊断或是没有标准的实验室设备时，它就可以发挥作用了。例如，一台配有智能手机的高倍显微镜可以分析试纸样本和皮肤病变的照片。传感器可以检测到DNA中的异常情况，也可以检测抗体和特定蛋白质。电子鼻子、微型超声波探头或者是我们现在拥有的，几乎任何东西都可以与智能手机结合起来使用，以此来增强它们的功能。

当面看医生包括评估患者的病情、健康参数和其他数据等过程。其实其中大部分过程可以在没有医疗专业人员在场的情况下进行。我只是想说现在世界上许多地区都还没有配备足够的医务人员，这是事实。

以上这种情况就是举办诺基亚感知X挑战赛（角逐出一个团队来设计一个可用的工作医用三录仪的原型）背后的动力。这样一个医用三录仪应该可以用一滴血来测量各种不同的生物指标，能够诊断疟疾、高血压和其他类似的情况，以及监测癫痫病。

2012年，美国高通公司宣布了“三录仪X奖”活动，以激励创新者朝着这一方向发展。来自30个国家的230支队伍参加了这次比赛，公司承诺向获得第一名的团队提供1000万美元的奖金，用于制造一台可以正常工作的医用三录仪，要求该仪器必须能正确诊断其中包括喉咙痛、睡眠呼吸暂停综合征和结肠癌在内的15种不同的疾病。

设备的使用也应被设计成直观明了的，这样任何懂得操作智能手机的人都应该能够操作这台医用三录仪。消费者的可用性和医疗准确性几乎是一样重要的。拥有一个友好的用户界面对于评选出获胜者将会是一个关键评分点。来自北爱尔兰、美国、斯洛文尼亚、印度、中国台湾、加拿大和英国的团队正在研究能够分析血液、尿液和唾液样本的系统。

我必须提个醒，这些比赛不能替代也替代不了临床试验。只有在严格控制的临床试验中才能对其中存在安全、隐私、法律和责任等问题进行评估。

第一台医用三录仪名叫Scanadu Scout，它是一种固定在用户额头上的手持感应器。它不仅可以测量用户的心率、呼吸频率、血氧百分比和体温，还可以读取患者的血压、心电图和压力水平。该公司还致力于研发家用的医用三录仪Scanadu Urine，它将为用户提供有关肝脏、肾脏、尿路和代谢功能的数据。智能手机应用程序将指导用户完成测试过程，处理测试结果，并对测试结果进行讲解和解释。这其中也存在很大的错误或人为的误差可能性。

2014年，ViATOM科技公司在中国发布了一款叫CheckMe的产品。它可以测量用户的心电图、脉搏、血氧饱和度、血压、体温、睡眠质量和日常活动能力。CloudDx中的Vitaliti也可以测量相同的内容，并将数据发送到云端。它能让使用者了解自身的姿势、身体活动和生命体征。

我们今天所说的行医很大一部分意义在于获得生命体征的方法。而有了医用三录仪，无论是在家，在医生的办公室，还是在缺乏医疗监督的偏远地区，它都可以立即提供使用者的生命体征，甚至实验室标记，从而绕过行医这个问题。现今我们仍然需要医生的专业知识来收集和分析数据。医生的创造力和智慧将很难被取代。但是用设备获取数据本应该是一个五岁的孩子能够完成的事情，然而事实上却只有科技才能做到。我们不能扫描人的同理心和患者的情绪，但可以扫描出人的生命体征。

美国 FDA 或其他有关部门可能会反对开发这种装置，又或者医生对病人有机会自己做健康检查这一点也不会感到高兴。他们无法阻止这一趋势，但他们可以对该行业进行监管。现在的问题是我们何时开始使用医用三录仪，而不是我们是否愿意使用它们。如果我们想让人们获得负担得起的医疗服务，这会是一个很好的机会。

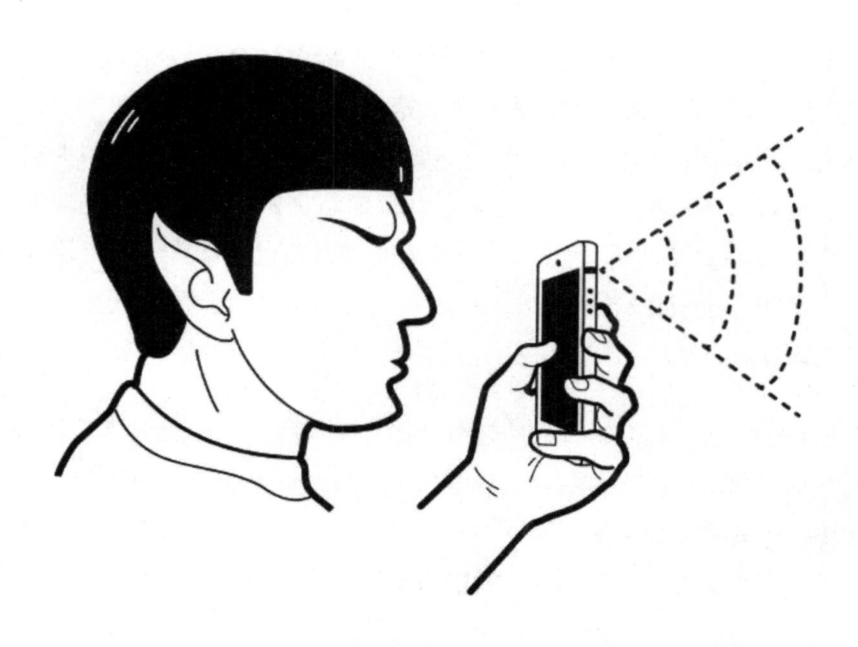

为什么超级计算机仍未用于医疗保健

#沃森机器人 #数字医疗 #超级计算机 |《少数派报告》（2002 年）

2014 年，IBM 公司邀请我在一个以大数据为议题的匈牙利本地会议上发言。我被邀请做题为“超级计算机如何在医学实践中帮助医生”的演讲。演讲结束后，一位员工非常兴奋，他觉得超级计算机没理由不被用于医疗保健。他认为这只是时间问题。

在匈牙利科学院的另一次演讲活动中，我谈到了大数据在健康方面应用的未来。一位 80 多岁的经济学教授站起来，带着讽刺的口吻提出了他的问题。他暗示，如果使用超级计算机会使长期的医疗保健更便宜，那么为什么我们没有大量使用它们。这两个提问者背后的态度和看法是不同的，但其实两个问题的答案是相同的。

超级计算机具有超快的速度和超大的存储器。它们可被用于天气预报、气候研究、石油和天然气勘探或破解加密代码等领域。根据摩尔定律，它们的能力几十年来一直在增长。这类超级计算机大多分布在美国和中国。超级计算机每秒可以进行 10^{15} 次运算。如果照目前的趋势持续发展下去，到 2018 年，这一数字将升至 10^{18}。1985 年被认为是超级计算机的机器在现在看来只是相当于一块智能手表。这意味着，在不到 20 年的时间里，超级计算机的运算能力增长了万亿倍。

近几十年来，我们一直在用超级计算机收集我们自己的生活和医疗环境中的数据，同样也在努力用它来做些什么。超级计算机可以用很多方法简化和改善医生和病人的生活。病人会花很多时间等待医生，而医生也会浪费很多时间去等待病人或检测结果。智能系统可以尽可能高效地安排医务人员的日程，引导他们到下一个合乎逻辑的地方或任务上，从而减少等待时间。每天，医生都会接到很多来自社交媒体渠道的电话、面对面的询问、电子邮件和信息。在这些汹涌的信息洪流中，并非每一件紧迫的事情都能到达他们手中。但是，有一个系统可以从混乱中挑选出关键的部分，并将医生的注意力引导到实际需要的地方。它可以优先处理电子邮件，查找所需信息，让用户了解他们的治疗情况，执行管理任务，或者理性地做出艰难的决定。想象一下，它可以以一种易于理解的方式接收做出某一特定决定所需的所有信息，其中包括对病人案例的治疗经验和智慧进行统计、研究和收集后再集思广益。它可以帮助医生更轻松地分工协作，而且随着时间的推移它还会进行自我改进。可以说，没有超级运算能力，医疗保健就不会得到进一步改善，也不会变得更便宜。

许多案例表明超级计算机在分析医疗和健康数据方面具有其独特的优势。得克萨斯州的一台超级计算机利用一个2.4万年前死去的男孩的骨骼中发现的DNA，将他的遗传背景与现代人的遗传背景进行了比较；一家在硅谷的名为Palantir的公司发现了大肠杆菌爆发的源头，并阻止了污染产品的进一步扩散；麻省理工学院预测，由数百万个基因组组成的全球网络可能会是医学的下一个重大进步。

想象一下，如果所有的基因组序列都能被分析并相互比较的话，会得出什么样的医学结论呢？我们还能在遗传背景和健康结果之间发现什么进一步的联系？我们可以利用所有这些唾手可得的现成的生命体征信息，显然，没有任何外行人能够在此基础上做出医疗决策，因此我们还是需要医生的帮助的。

当患者应该去找医生做体检时，他们会收到智能手机上的通知。一个应用程序可以向我们展示我们目前的生活方式会对我们的健康产生什么样的影响，因为它有来自具有相同习惯、年龄、性别和生命体征的其他人的数据作为参考。这将更容易说服人们去健康的生活，或者它可能给他们一种虚假的安全感，让他们觉得不再需要照顾自己。解决方案介于这两者之间。

物联网是一种将设备和应用相互连接的网络，有可能给人们的生活带来这些分析的机会。它将为医生提供检查清单，提醒他们一些重要的医疗决策；它将为患者提供如何更健康生活的日常建议。数据将根据我们的营养需求和遗传背景来帮助我们决定该吃什么。它将使用从研究和患者使用的设备那里获得的所有医疗信息，以帮助人们做出理智的决定。听起来是不是太乐观了？这是有一定依据和原因的。

如果说美好的愿景不能帮助实现这一目标，那么成本效益总能说服医院管理人员和决策者投资于超级计算机领域。2013 年的一篇论文得出的结论是，与传统方法相比，使用人工智能不仅降低了诊断的总成本，而且诊断治疗的效果更好。

有一次我和全球网络医学专家艾伯特–拉斯洛·巴拉巴西（Albert-László Barabási）聊了一会儿，他向我证明了从电子邮件到日常习惯，每件事背后都有其隐藏的模式。他认为，我们可以通过蛋白质网络来预测和揭示疾病与疾病之间的关系，这种蛋白质网络是目前尚不完整的所谓的相互作用体。他和他的团队认为，每种疾病背后都有分子指纹和隐藏模式，只能通过智能算法和生物信息学方法来描述。他们一直在开发解释遗传数据以识别药物靶点的方法。它可以开始重新分类疾病与它们的分子背景之间的关系。

如果你还认为大多数医疗机构都买不起超级计算机，现实情况是一位教授和他六岁的儿子用只有信用卡大小的电脑造了一台名叫 Raspberry Pi 的超级计算机，他们所用的乐高积木电脑集群的费用还不到 4000 美元。我们现在发现只要我们向超级计算机提供已经存在但我们无法从中得出很多结论的数据，它们就可以为我们提供选择。当然，仍然存在成本和隐私的问题，但如果不首先对有关数据进行测量，任何系统都不可能得到改进。

试想一下，只要输入关于医生和医院的有效性和成功率的明确的医疗保健信息，分析输入系统的这些信息和数据，它就可以告诉我们病人是否遵守他们的治疗方案。这会不会破坏我们的私生活和“老大哥”的诞生？这是有可能的，这也许就是健康生活和充分发挥医疗保健的潜力的代价。除非有人能提出更好的办法，或是每个人都能设法过上健康的生活。

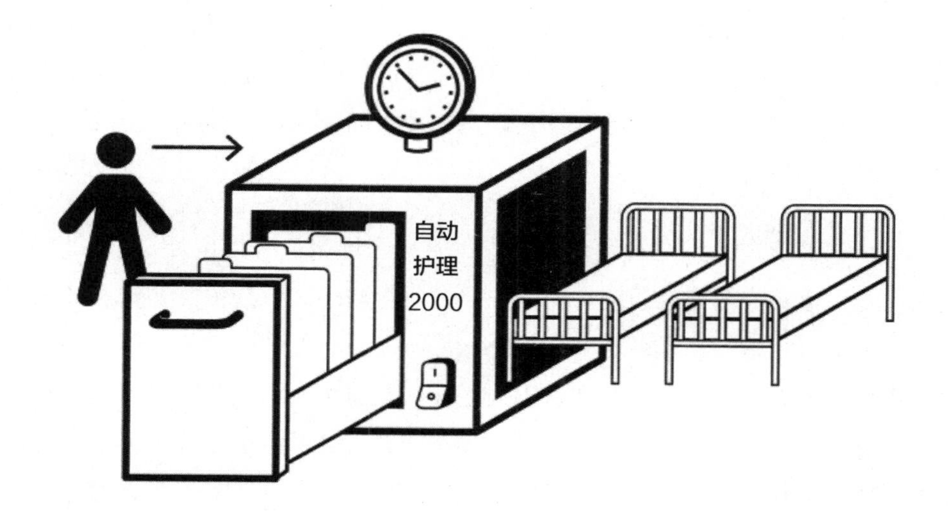

医生真的能看穿患者吗

#数字医疗 #智能眼镜 #增强现实技术 #谷歌眼镜 |《终结者》（1984 年）《铁血战士》（1987 年）

我喜欢解决老年人的需求，并期望通过技术去帮助他们。在我的一次演讲之后，一位退休的绅士问我，在将来，医生是否真的能够看穿患者。他看上去对这种可行性感到忧虑。他认为若是他以一种新的方式“赤身裸体”地对着他的医生，那对他来说可能有点恐怖。当然，事实并非如此。我举出了一些例子告诉他增强现实技术是如何工作的，我想消除他的疑虑，使他相信这事不会那么快就发生，而实际上这事的确已经发生了。

增强现实技术让我们看到计算机生成的声音或视频覆盖所增强的世界。它将真实世界和数字世界融为一体。该设备可以是一个面具、一副眼镜，甚至隐形眼镜。

这个领域还很新，正在发展中。也许在三到五年内，就会有适合用户的创造性的设备面世。它们有着实用的用途，可以很容易地根据用户的具体需求来进行定制。想要同时满足看到现实和接收额外的数据输入是个很棘手的问题。很多公司尝试过，但都失败了。

谷歌眼镜在视野的右上角给用户留了一个屏幕。你可以通过语音控制，或滑动手指侧的框架来访问日历、谷歌搜索等网站，或拍摄静止的图像和视频。拉斐尔·格罗斯曼博士（Dr.Rafael Grossmann）是第一位通过谷歌眼镜在线直播手术的外科医生。在这不久之前，只有两三名医科学生可以透过他的肩膀瞥一眼，看看他在做的手术。如今，数百名学生可以在大屏幕上观看手术过程。智能眼镜不仅改变了教育模式，而且改变了医生对病人的探视方式。医生可以在输入或获取信息的同时与病人保持眼神交流。

飞利浦公司有一个类似的设备，可以让外科医生在手术期间看到患者的生命体征。这样，他们就可以在需要的时候，由语音控制来获得一些关键数据。

自我竞速（Race Yourself）是一个增强现实技术的眼镜应用程序，让用户能与自己或朋友、名人等其他人的虚拟投影进行比赛。在游戏模式下，他们可以躲避僵尸或巨人。这也将成为跑步的一个巨大动力。还有另一款来自英国的应用程序，它们可以通过提醒帕金森病患者服用药物和在紧急情况下联系他们的亲属的方式来提高这些患者的独立性。

急诊科已经测试了增强现实技术，使用该技术，他们可以通过视频与需要咨询皮肤科医生的患者沟通。休斯敦的赫尔曼儿童纪念医院使用该技术可以让住在医院的孩子们远程“参观”休斯敦动物园。

谷歌眼镜的开发于 2015 年 1 月被暂停。有传言称，一位前苹果设计师正在寻找替代品。谷歌的关注点已经从个人消费者转向了工业用户。眼镜并不是唯一使用增强现实技术的设备，德国不来梅州的一家医院在手术期间使用密封在消毒袋中的 iPad。该应用程序可以将通过相机拍摄的照片与患者的 X 光照片合并，让外科医生可以深入地观察及检查器官的动脉。

Atheer 实验室设计了一个 3D 手势控制的增强现实平台。当我戴着这些眼镜时，我可以打开应用程序，用我在眼镜前做的手势控制它们。外科医生可以在手术期间获取从药物过敏到 CT 扫描的信息，而不需要用手实际去触摸设备。

使用 EyeSeeMed 系统甚至都不需要佩戴眼球追踪眼镜。它可以通过照相机来检测眼睛聚焦的位置。当使用者查看屏幕上的特定按钮几秒钟后，它就会单击以选择该选项。头部左右摆动便可通过放射影像实现导航。

谷歌申请了一款数码隐形眼镜的专利，这种数码隐形眼镜是一款更小更智能的谷歌智能眼镜。想象一下，当未来大脑活动跟踪变得十分平常时，我们可以用声音或者想法来控制想要接收到的东西。这项技术不只适合医生。一位加拿大发明家发明了一种仿生透镜，可以通过类似白内障手术的方式植入。这个手术过程需要 10 分钟，镜头的设计是为了不随着时间的推移而退化。人们可能想要这样做的原因是，它能将人们的视力提高到比 20/20[①] 好三倍的水平。很快我们都能拥有完美的视力。

① 在美国，“20/20”是一种常见的表达方式。拥有 20/20 的视力意味着，当站在离视力表 20 英尺之外时，能看见“正常”人在此距离所能看见的东西。对应视力表中的 1.0、5.0。

这种增强现实技术的设备可以让医生在获得放射学图像时仔细观察他们的患者。这并不意味着医生会对患者进行透视，医生不再需要把放射学图像放在灯箱上查看并检查，而是可以在患者的解剖结构被清晰地呈现的环境下看到这些影像。

Magic Leap 公司有一个大胆而奇怪的概念，仅仅是一个创意加上一个专家团队就得到谷歌五亿美元资助，他们就想要彻底改变我们使用电脑的方式。他们正在开发一个可以将 3D 计算机生成的图像叠加到现实世界的场景中的头盔式显示器。该设备能将一个数码光场照射到用户的视网膜上。张开你的手，你会感觉到一个 3D 物体在你的手中移动，就像它在视频中移动的那样。真的很难想象，但他们发布的视频显示了这一概念的前景。

微软公司在 2014 年大张旗鼓地推出了全息眼镜（HoloLens）。全息眼镜也是一种智能眼镜，它将数字图像和数据投射到用户所看到的世界里。三维物体模型的体系结构软件、3D 打印机应用程序和解剖学教学都是潜在的使用领域。

我们还可以将全息眼镜应用到 Skype 网络电话中，这样即使对方在不同大陆，也可以面对面地进行交谈。这种组合可以通过跟踪使用者的眼球运动很好地理解人类语言。全息眼镜可以将光标移动到用户正在查看的位置。微软公司希望它能使我们的工作和游戏的方式都得到改变，他们甚至还考虑与美国宇航局合作进行太空旅行。

微软公司在对外公布这一产品之前已经对这种设备研究开发了五年的时间。另一方面，谷歌公司可能过早推出了谷歌眼镜，未来它们还会为我们带来什么，让我们拭目以待。光是看到目前的研发方向，就足以让我兴奋不已了。

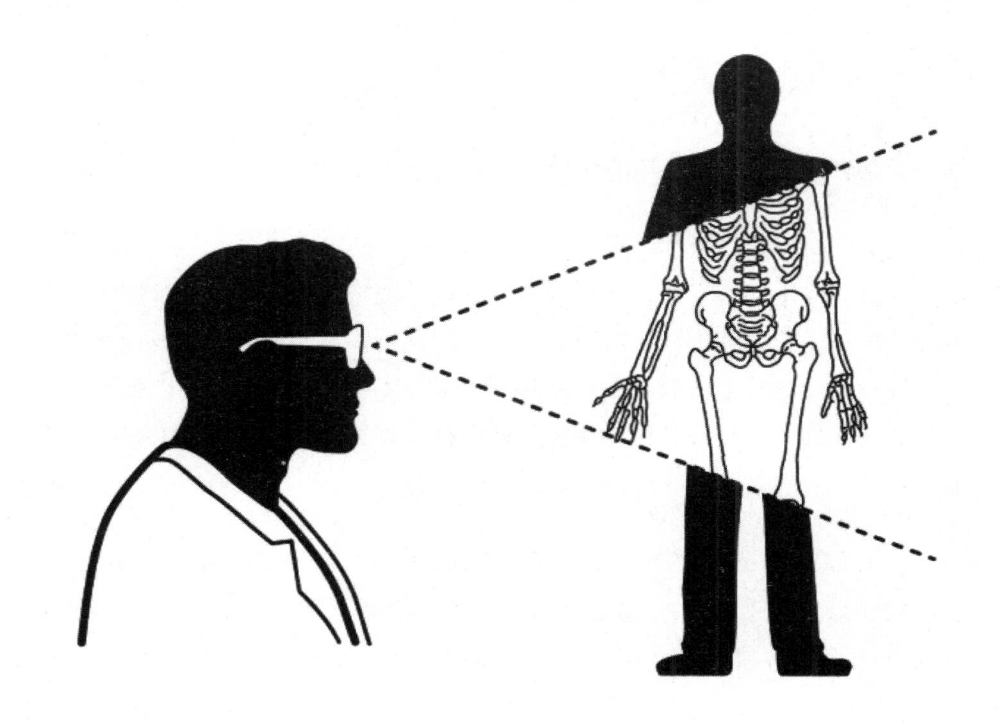

打印医疗设备比传统的医疗设备制造成本更低吗

数字医疗 #3D 打印 |《3D 打印传奇》（2014 年）

当我在斯坦福大学组织的一次“医学 X”讲座上演讲完后，一群还是大学生的年轻创业家向我走来。他们想知道怎样才能成为医学未来学家，还问我觉得最令人兴奋的趋势是什么，以及我对我的观点的经济后果的思考。他们对 3D 打印的潜力感到惊讶。考虑到他们自己的初创公司，他们想知道打印出医疗设备是否比用传统方法制造它更便宜。但他们没有意识到，他们只是问问而已就已经回答了自己的问题。

说起医学 3D 打印的优势，我们可以列出一长串来。在迪拜，我会见了医学 3D 打印系统的设计总监斯科特·萨米特（Scott Summit）。他们让我参观了他们正在努力研究的各种各样的 3D 打印解决方案，令我印象颇深。他向我讲述了一位投资者的女儿断了手臂的故事，他们决定扫描她的手臂，制作一个她可以穿的个性化铸造模型，然后用金属打印出来。

后来，当斯科特手腕出现问题时，他采取了同样的方法，用手持物体扫描仪快速扫描了他的手臂，并打印出了他自己的假肢，费用大约是 50 美元。但与其在急诊室或医生办公室待上几个小时，不如舍弃传统的假肢，检查手臂，换一个新的管型假肢——一个用 3D 打印技术可以在两分钟内就制作好的假肢。他的个性化假肢可以在几秒钟内打开并关闭。他和那个女孩是历史上唯一两个清洗过自己的断臂管型假肢的患者。

一家名为 Exovite 的西班牙公司正致力于为人们提供这样的管型假肢。他们扫描患者的手臂，在 30 秒内打印出个性化的石膏管型，并在上面装上自己设计的肌肉刺激装置。患者通过他们开发的康复应用程序可以控制设备，获得康复训练的提示，或者向他们合作的康复诊所寻求医疗建议。

3D 打印的工作原理是叠加式制造技术。这意味着我们要为打印的对象创建一个数字模型，机器一次只能添加一层材料。打印机可以使用一百多种材料作为“墨水”。2015 年推出的一种新方法用来打印物体的速度要快得多，但叠加式制造仍然是黄金标准。

随着 3D 打印技术的不断进步，牙科实验室和助听器制造商也已经开始使用 3D 打印机。成品被完美地定制出来，其成本远低于传统的制造方式。

3D 制作的牙科植入物第一次被植入患者口腔时就非常贴合舒适，因为它们是为病人的口腔量身定做的。

在医疗原型上习惯使用铝制模具，使用 3D 打印模具减少了制作成品所需的成本和时间。与生产传统的铝制模具相比，它用产品级的材料生产原型机的时间缩短了 95%，成本降低了 70%。

一家德国的乳房假体制造商开始使用 3D 打印机来生产它的模具。这使得其费用减少了 50%。假定它们需要 100 个不同尺寸的不同类型的工具，有了 3D 打印技术便极大地方便了它们的制作。在此之前，该公司都是用一个木制模板来创建原型。然后，它们在手工制作的过程上便花了 14 天的时间，最后才将硅胶倒入铝模中。然而，现在它们可以创建任意数量的数字模型，并按客户的要求打印出来。

还有一种方法可以降低成本，那就是向公众提供数字模型。例如，一个美国研究小组为一种特定的医疗设备——注射器泵创建了一个开源性数字图书馆。人们的每种设计构思都可根据其具体的需求来进行定制，并按要求打印出来。用于精确给药量的专业注射器泵一般需要花费数百到上千美元，而这种注射器每支仅需 50 美元。有了这一新技术，便可以降低产品成本并让产品变得个性化。

美国 FDA 显然很看重对该行业的正确管理，它们须确保 3D 打印设备是安全并有效的。2014 年，美国 FDA 召开了一次公开研讨会，在会上它们讨论了这些问题，并为 3D 打印设备提供了监管标准。截至 2015 年，美国 FDA 已经批准了 85 个 3D 打印机制造的医疗设备的生产。这些设备包括脊柱管、牙科修复装置、颅骨植入物和带有 3D 打印组件的助听器。

如果你向在医疗器械行业工作的人打听 3D 打印，他们会说这不是什么新鲜事，因为对他们来说，3D 打印已经存在几十年了。许多公司都意识到用 3D 打印机制作原型的成本更低，因此它们都逐渐开始接受并使用这一技术。在一些欠发达地区，即使是传统的制造业对它们来说也是较为不易且非常昂贵的，像海地 iLab 这样的组织已经开始在为海地当地医院引进并使用 3D 打印的脐带夹子了。

未来，我们会看到越来越多这样的事例。实力雄厚的公司都开始致力于3D打印，因为它具有完整的定制化生产的潜力和实力。在较为贫穷的地区的一些公司也开始接受它，因为它制造的原型成本更加低廉。当3D打印机在家庭中普及时，在线社区将生产更多的数字模型。有了3D打印原型，世界各地的初创企业将更容易获得所必需的众筹资金的支持。

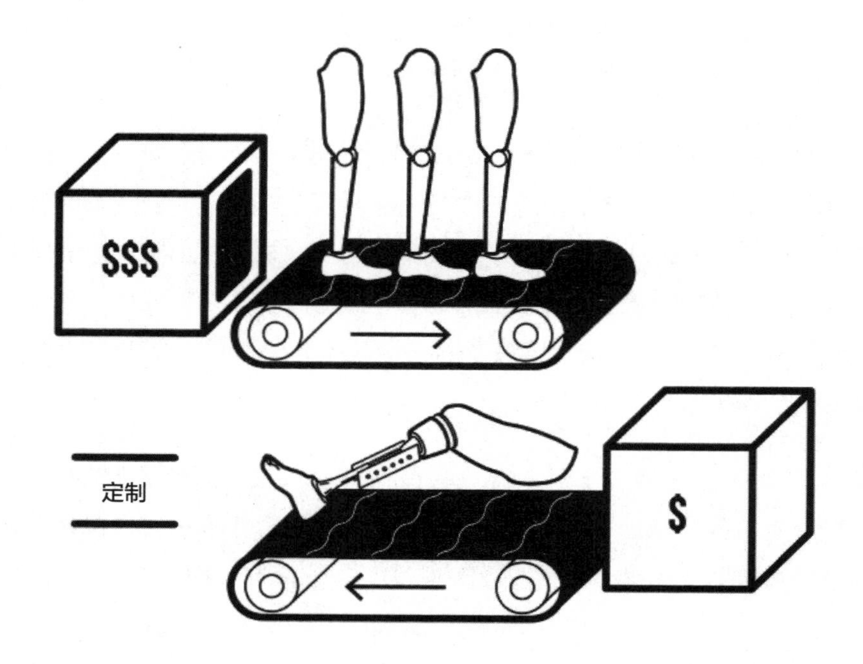

我们将来能根据病人自己的DNA来对他们进行治疗吗

#基因组学 #个性化治疗 |《千钧一发》（1997年）

作为个性化医疗协会的成员，我每年都在大会上发言。一些遗传学、生物技术和生物信息学的研究人员也参加了这些大会。还有一些医生们也前来听取最新的进展。他们往往是对这些新的医学研究进展和成果最怀疑的一群人，因为他们必须将研究应用于他们的病人身上。跟上新信息的潮流对他们来说是一场斗争，所有的临床医生都必须面对它。他们可以通过相关组织的建议和政策来收集和吸收一些新的临床资讯。

曾经有这样一位临床医生用尖刻的口吻问我在每天做出医疗决定时如何使用基因信息。随着基因组测序成本的迅速降低，我们很快就会拥有我们个人 DNA 的数据。联结 DNA 和医学成果之间的相关知识正在迅速增长。但是，在获取数据和据此做出决定之间仍然存在一个盲区。

自 2004 年以来，个性化医疗联盟（Personalized Medicine Coalition, PMC）一直在推动这方面的工作。有一次我和 PMC 的总裁爱德华·亚伯拉罕斯（Edward Abrahams）博士聊了一会。他向我分享了他们发表的第四版报告的结果。现在有 100 多种药物的标签包含了药物基因组信息。这表明已经有研究发现了遗传与对特定药物的敏感性之间存在着关联。

例如，医生在开药前需要检查两种 DNA 变异情况，以防止静脉凝血。其中一种 DNA 变异使患者对标准剂量更敏感；另一种 DNA 变异使得药物代谢速度比正常快。如果有任何一种 DNA 变异的人服用了对普通人群有效的标准剂量，那他们就有可能因为药物的副作用而需要住院治疗。

根据 PMC 数据库，我们已经发现了有 5000 万以上的 DNA 变异存在，其中数千种与特定药物和疾病有关。在癌症中，某些肿瘤是由基因突变驱动的，这些突变可能是特定药物的靶点。黑色素瘤、甲状腺癌和结肠癌是其中一些最为敏感的肿瘤。药物对大约 40% 的哮喘、抑郁症和糖尿病患者都无效。这与药物的质量或医生的治疗计划无关，而是与我们与生俱来的独一无二的基因有关。这并不奇怪，因为我们的 DNA 中有 30 亿个碱基对。

个性化医疗的意思是根据我们的基因和代谢背景而定制的治疗。为此，我们需要获取我们的个人 DNA 数据。成千上万的人已经拥有了它，这些人中有的是花了一大笔钱为自己的长久健康买了一个希望，有的则成了研究对象。超过 100 万个花钱做直接面向消费者的基因测试的人，也拥有他们自己的一部分 DNA 数据。为了使 DNA 测序广泛可用，成本必须降低到做血液遗传标记的水准才行。

数据的存储是另一个问题，也是一个人们所认为的更大的问题。一个人的 DNA 测序将产生 TB 级字节的信息。要对数以亿计的人做 DNA 测序，天知道将有多少关联分析和研究数据需要存储和分析。

这真是一个关于大数据的挑战。用线性化的思考方式，我们可能会往更大的硬盘方面想。但谷歌公司已经开始致力于基因组学部门的工作，该部门将以每人每年 25 美元的价格将个人的基因组存储在云中。

2014 年，美国国家癌症研究所（National Cancer Institute）表示，将斥资 1900 万美元将数千名癌症患者的 2.6 千兆字节癌症基因组图谱的副本转移到云中。这将使研究人员可以随时利用这些巨量的数据来进行虚拟实验，用以测试基因之间的关联。设想一种可能的情景：一个病人被确诊为癌症，他们可以不用花费太多钱就可以马上做基因组和肿瘤的基因组测序，然后，将这些数据集与其他数百万属于类似肿瘤患者的数据进行比较，之后这个病人的治疗结果就不言而喻了。这对于治疗病患来说可谓一个信息宝库。

冰岛一家名为 Decode Genetics 的公司已经收集了 1 万多名与此密切相关的海岛居民的基因序列。根据这些数据，它们可以推断出岛上其他 32 万居民的 DNA 数据的组成。通过这种方式，该公司发现成千上万的人携带了一种能增加患乳腺癌和卵巢癌风险的基因突变。他们一直在与卫生当局讨论是否要通知他们。让我们在这里暂停一下。一家基于大型遗传数据集研究的公司可以告诉人们他们可能很快会面临什么样的疾病风险，或者他们应该特别注意去预防什么样的疾病。如若不然，还要个性化的医疗保健做什么？

当然，隐私是一个很大的问题，许多人因为这个原因而拒绝基因排序，他们不想和任何人分享他们的 DNA 信息。这确实是个艰难的决定。如果我必须暴露我的 DNA 信息，才能收到有关我未来健康的有用的警告报告，我会同意这样做。但我得再一次强调，这必须是个私人的决定。

最后一个问题是数据的解释，这可能是最棘手的部分。如何从庞大的数据库和个人的基因构成和生活方式中得出医学结论？在目前的医学院课程中引入基因组医学可能会对此有所帮助。但是有关每个病人的医疗诊断和决策必须像他们的遗传背景一样是个性化的。

在 PMC 的报告中提到一位医生。他告诉他的病人，遗传知识就是力量。这与是好消息或坏消息无关。它是关于了解疾病的根本原因，并利用它来制订疾病预防计划。这就是基因组信息可以提供给我们的。在做出治疗决策时，每个治疗都可以变得个性化。塑造这种个性化治疗已经在医疗保健领域存在了十几年，但并不是针对所有人，也不是所有地方都有。美国精密医学倡议鼓励通过研究和技术来定制护理，以使治疗更有针对性。

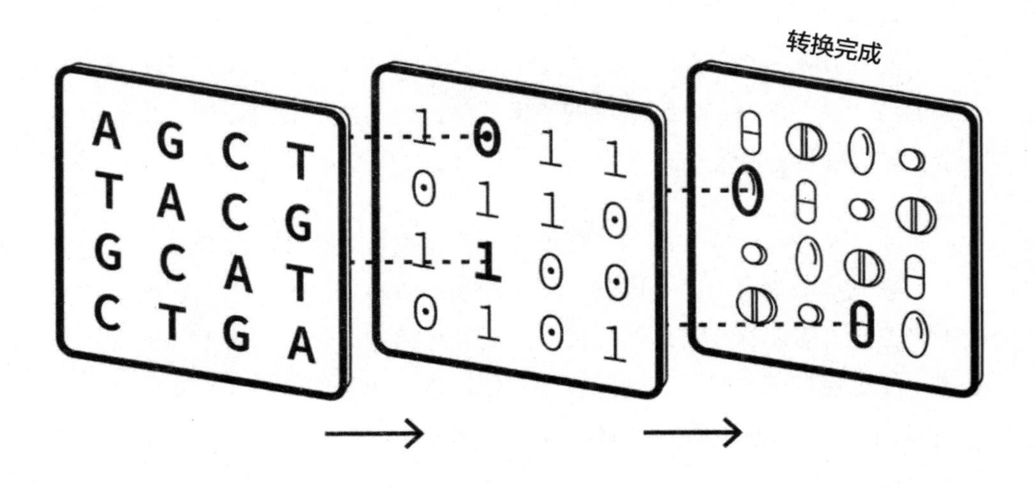

根据具体的基因信息情况来选择一种特定的药物进行治疗，听起来就很厉害。但如果我们得知在人类基因组计划完成的时候，截止到 2015 年，只有大约 100 个相关实践案例，这意味着还有相当长一段路要走，直到能实现我的 DNA 信息能够像我的血液化验或我的生活方式一样，对我的健康护理和疾病治疗有所裨益。

我们还要在真人身上测试药物多久

#数字医疗 #临床试验 |《西蒙妮》（2002 年）

我真的不喜欢参加小组讨论。我喜欢直接为问题提供解决办法，而这样的讨论却很少有机会能那样做。尽管如此，我还是接受邀请，坐在这些小组中，想着我永远不知道什么时候会遇到一个有挑战性的问题。在一次由制药行业组织的活动中，我和各大制药公司的代表坐在一起。我曾就“颠覆性创新将如何彻底改变制药行业”这一主题做过演讲。令我惊讶的是，听众当中有些是患者。

一位患者将他关于人体测试的问题交给了小组的另一位成员。我很高兴，因为我在演讲中谈到了这个问题，并想听听制药代表对此有什么看法。目前的药物模型涉及漫长而昂贵的临床试验过程，其目的是评估潜在新药的安全性和有效性。

新药需通过人体临床试验才能被认可并获得批准。这一过程是非常严格的，一般先从动物身上开始试验，然后才逐渐转移到患者身上。它通常花费数十亿美元，需要好几年才能完成，有时甚至超过十年。试验中的患者将会受到一些无法预测或料想不到的副作用的影响。如果试验成功，新药可能获得美国 FDA 的批准，但也有可能得不到批准。

在线服务给予了临床试验很多帮助。TrialReach 在试图缩小患者和正在开发新药的研究人员之间的差距。如果更多的患者有机会参与试验，他们可能会更多地参与潜在的治疗，甚至能够在获得美国 FDA 批准之前免费获得新的治疗。TrialX 与根据患者的性别、年龄、位置和医疗条件对其进行的临床试验很相似。为满足患者日益增长的需求，目前这类服务的数量正在逐渐增加。

在 19 世纪末，患者是得不到真正治疗的，他们的健康是没有任何保障的。任何人都可以买狗皮膏药，天知道它们到底卖的是什么。1906 年，美国 FDA 对每一种补品、防腐剂等产品都进行了测试，并对其进行了安全性和有效性的验证。虽然它是当今医疗保健的一个极其重要的组成部分，但它给我们将新的治疗方法推向市场施加了巨大的经济压力。

如果一家制药公司跳过所有环节并获得批准，它们可以在专利保护下在有限的时间内销售它们的新产品。如果没能获得批准，他们所有的投资都将付诸东流。一些试验患者认为应该改变这一审核批准的过程。例如，一位叫作佩里·科恩（Perry Cohen）的帕金森病患者，多年来一直认为美国 FDA 一直在使用错误的标准。在他看来，问题是做这些试验是为了谁的利益，谁就能说出这种好处是什么。

显然，我们需要一个更快、更便宜的方法，当然也应是安全的。如果是时候利用颠覆性创新来改变临床试验的执行方式呢？我们需要通过数字模拟人类生理，而这一点是很困难的。幸运的是，我们并不是要模仿成品，因此，虽然模仿人类生理是非常困难的，但也不是完全不可能的。一个综合系统将使它有可能模拟条件、症状，甚至药物反应。要做到这一点，人体的每一个微小的细节都需要包括在模拟中——从我们对温度变化的反应方式，到影响激素作用的昼夜节律。

HumMod 是最先进的模拟方法之一。它提供了一个从整个器官到单个分子的自上而下的人体生理学模型，包含 1500 多个方程式和 6500 个变量，如体液、循环、电解质、激素、新陈代谢和皮肤温度。HumMod 的目标是模拟人类生理学是如何工作的，并声称它是有史以来人类生理学最复杂的数学模型。

我们已经研发 HumMod 几十年了，然而到目前为止，还远远没有完成。我的意思是也许还有几十年。有人认为，人类的生理学不能被数字模仿。也许需要辅助性技术，如器官微芯片。例如，芯片上的器官被设计成在细胞水平上模拟肺或心脏的工作方式。它们是半透明的，因此可以提供一扇窗来观察特定器官的内部运作。

怀斯研究所（Wyss Institute）计划在芯片上建立十个不同的器官，并将它们连接在一起。这样做可以更好地模拟全身生理，从而更好地评估对新药候选药物的反应。

试想一下，如果我们要实现在数以十亿计的虚拟病人模型上测试数千种新的潜在药物的能力，需要什么？至少，虚拟病人必须几乎完美地模仿目标病人的生理，与实际病人所显示的所有变化相吻合。模型应包括循环系统、神经系统、内分泌系统和代谢系统，每一种系统都必须表现出对生理和药理刺激的有效机制反应。这可能需要认知计算机来处理大量的生成数据。

所有可能的变化，再结合成千上万的元素，我们可以看出这是一个非常复杂的模式。临床试验从此将变得不同。

在小组成员试图将人体测试的问题分解成更小的部分之后，我插一句话："我希望技术能让我们很快就能测试药物，不是在病人身上测试，而是在硅胶上测试。"你可能会认为，为此开发超级计算机或在芯片上模拟极其复杂的人体是实现这一目标的最大挑战，但我认为最大的障碍将是制药公司和当局的抵制，它们不喜欢改变这一老掉牙的试验过程。

越来越多被授权的患者希望参与他们的治疗设计和决策现场，这可能有助于改变这种情况。但愿我对大制药公司的抵制并不是正确的，它们将希望成为最早将注意力转向中断临床试验的公司之一。如果激励措施变得更为明确，并且存在投资机会，那么这种改变将比我们想象得更快。

如果没有，获授权的患者可能会决定开始他们自己的临床试验。

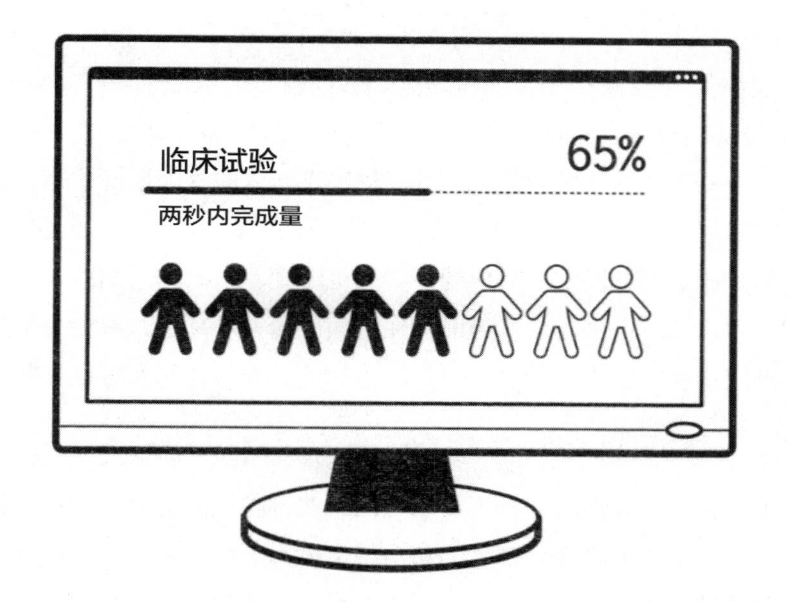

未来的医院会是什么样子

数字医疗 # 医院 #HIMSS|《第五元素》（1997 年）

要在网上找到我并不难，所以我常从一些社交媒体渠道上收到很多信息。有一次，我收到一封看起来非常客气礼貌的电子邮件，这是一位正在学习现代建筑的学生发来的。他正在写论文，他的论文题目是“未来的医院”。他找到了我的很多有关他论文主题的文章，里面有阐述我对未来的医院的一些想法，他邀请我去喝咖啡，他想让我忽略我知道的任何规则，去设计一家完全数字化、以科技为导向、充满未来主义色彩的医院。

我说没那么简单，许多机构已经尝试过设计这样的医院。此外，我不太确定将来我们是否还需要像现在这样的医院。我不知道我说的哪一点会让他更感到惊讶。医疗保健应以医院为中心，主要是因为只有在那里，人们才能获得医疗专业知识和设备，但现在的情况不是这样了。

我咨询了美国医疗卫生信息与管理系统协会（Health Information and Management System Society, HIMSS）的高级经理约翰·夏普（John Sharp），多年来，他一直是数字健康的代言人，他很赞同这些令人惊讶的趋势。在美国，一些新建的医院非常讲究，设施齐全，设备先进，看起来更像是酒店，而不是传统意义上的医院。其他的，特别是小型社区医院，则由于上门看病的人太少而运营不下去。由于目前对住院病床的需求减少，可能会出现把护理转移至门诊和家庭进行的趋势。正因为如此，未来的医院可能只剩下重症监护病房和手术后康复设施两个部分。

随着在大屏幕和移动设备上显示的高科技设备预测的数据的可用性的增加，这些设施的功能将得到加强。病房将会成为可容纳家庭设施，并将其和相关高科技的天衣无缝结合而成的场所。例如，病房电视将是用于娱乐和患者教育的平板电视。但他们也会让医护小组调用图像和数据，向家属和病人解释患者的情况。医院会同时提供平板电脑等移动设备给医生和患者，患者可以将其他症状等病痛信息记录在里面，并联系护理站，这样相关信息就尽在医生的掌控之中了。目前已经有一些类似的试点项目了。

更多的护理将转移到家庭环境下进行，因为相关技术也可以在那里实现并进行管理。目前有些医院已经有了不同类型的监测器，医院正在试验使用这些监测器来防止慢性疾病和高风险患者（如充血性心力衰竭患者）重新入院。随着物联网的发展，越来越多的监控设备将走入家庭中，这种情况已经司空见惯而非例外。治疗仍然离不开护士和护士助手，但即使是他们也将成为病人的技术资源，就像家庭卫生技术的“极客小队”一样。这就带来了一些明显的风险。夏普听说有一个患者被送回家，医院将化疗程序编进了他的化疗泵里以便他接受化疗。但由于化疗泵的程序不正确，发生了严重的事故。像这样的例子说明了需要加强家庭卫生技术的标准，以及逐个在案例基础上评估家庭自助式援助的重要性。

设计未来的医院并不是从未来前瞻性的技术开始着手的。数字解决方案利用得最好的案例是那些运用与患者合作设计的数字解决方案的医院。如果患者被要求通过移动设备等技术进行更多的自主护理，那么他们就应该参与设计用户界面，并对相应的应用程序进行测试。我们还可以招募患者导航员来帮助那些患有慢性病的人在医疗保健系统中导航，还可以通过用于患者教育的电子数据进行试验。

未来的医院的设计可能会得益于当前的一些发展趋势。比如说有了增强现实眼镜，投射虚拟现实的背景屏幕，病人就会感觉自己就像在家里一样；3D 打印机等可以降低护理的成本，提高护理效率；便携式放射学设备可以与其他设备进行无线通信；组织物流的认知计算机可以将等待时间变得最小化，从而给人们带来更好的生活质量。这些设备将指导人们通过分析其提供的记录来决定何时去就医以及去哪里就医，并自动配合医生提供的注意事项和处方进行治疗。机器人可以自由行走，在几秒钟内便可以进入远程医疗服务或消毒室。

以上所说的一些例子已经在实践当中得到应用。美国卡罗来纳州医疗系统中有一个智能手机应用程序，患者可以通过该应用程序按需获取医疗保健信息。杜克大学卫生创新研究所赞助了一项竞赛，涉及医疗并发症、初级保健、人口健康和分析这三个领域。奥克斯纳健康（Ochsner Health）系统设计了 Obar——一种类似于苹果零售店中的天才吧。它展示了平板电脑、平板电视和可穿戴设备，这些都是为了提高病人的受教育水平而设计的。第一家完全数字化、无纸化的医院已于 2015 年在阿拉伯联合酋长国开业。来自著名的克利夫兰诊所的顾问专家们帮助他们设计了这样一家医院。

医疗保健的最大组成部分实际上是自我保健这一块，它发生在医疗系统之外。患者不仅需要在医院和在看病期间管理健康和控制疾病，而且还要在家里对他们的健康和疾病进行护理。然而，当人们谈论未来的医院时，他们会联想到太空时代的技术和巨型机器。然而，如果大多数的护理可以在我们的家中完成呢？如果可穿戴设备可以测量到我们在舒适的浴室或卧室中需要测量什么，那会怎么样？如果智能衣服和大脑活动跟踪器可以改变我们远程办公和在家工作的方式呢？

在浴室里可以配备一个这样的智能秤，它能测量你的体重、体脂百分比、瘦肌肉质量、骨密度、身体质量指数和水合作用情况，然后识别你是谁，最后把数据发送到你的智能手机中。你的浴室镜子可以是一个数字镜子，当你看着它的时候，它能评估你的压力水平、脉搏和情绪。它可以为你提供与其发现相关的新闻短片视频。你的智能牙刷可以判断你口中含的水是否足够，并奖励你花了足够的时间刷牙。在厕所里可能会有一种进行尿液分析的芯片。在你进入浴室进行淋浴前，你的智能家居将通过一个简单的叫 Nest 的自动调温器将浴室的温度调到你想要的舒适状态。

卧室可以配备智能睡眠监视器，在最适合的时候叫醒你，这样你就能在即将到来的一天里精力充沛。早上监视器会向你报告你前一晚的睡眠质量。当你准备睡觉时，你的智能睡眠监视器将通知你的 Nest 自动调温器降低温度。因为当卧室凉爽时，睡眠是最健康和最宁静的。睡眠监视器可能会激活特定的音乐和灯光程序来轻轻唤醒你。它还可以测量你的脉搏、脉搏变异性、呼吸和氧饱和度，以减少睡眠呼吸暂停和打鼾的发生率。

让我们再来到厨房，你可能会发现有智能的叉子和勺子提示我们慢慢吃东西，还可以消解帕金森病患者震颤带来的破坏性影响，这样患者就可以自己喂自己吃饭了。各种扫描仪可以测量食物中的成分、过敏原和潜在毒素，并配合智能手机应用程序控制我们的饮食。3D 食品打印机上装着新鲜的食材，可以制作比萨饼、曲奇或任何种类的食品，就像目前的 Foodini 一样。

未来的医院将代表对未来的关怀。不管是在家里，还是在我们还称之为医院的地方，最重要的是患者要积极地获取他们所需要的信息。现在，患者还需要去医院；而将来，医院将围绕患者来设计。

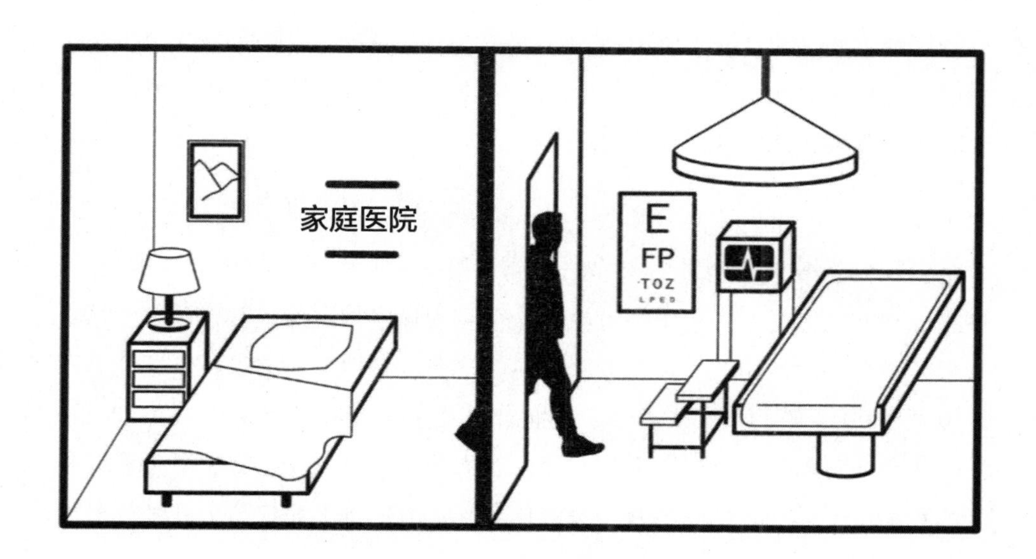

虚拟现实会操控我们的生活吗

虚拟现实 # 卡片纸板 # VR |《未来战警》（2009 年）

有时，我口中描述的可能性会让人们感到惊恐，我提到的事例会让人们感到不舒服。他们不喜欢变化，而我向他们展示的正是一个充满变化的世界。无论我多么努力地提出乐观而可行的解决办法，他们仍然很害怕改变。与那些不懂科技的人交谈是一个更大的挑战。举个例子，我于 2014 年在布达佩斯与数百名养老金领取者交谈。组织者说，他们对一切都持开放态度，他们希望我将演讲的主题集中在健康管理的重要性上。尽管我只是列举了一些温和的疾病和病症，但观众中仍有一些人开始担心。

一个 70 多岁的男人举手向我提了一个问题。他就自己是如何与科技抗争的滔滔不绝地讲了很长一段时间。最后，他问道："虚拟现实是否会操控我们的生活？"他似乎真的很担心这种可能性。我告诉他不会的，但对于这个问题的答案，我们都得自己做决定。

我第一次接触的虚拟现实是一个叫谷歌 Cardboard 的东西。这是一个有两个镜片的折叠板，通过插入你的智能手机并在其中运行特定的应用程序，你可以感觉到你处于一个虚拟世界。这个应用程序将图像分割成两份，每一只眼睛各看一份，这就是你的大脑如何将它变成虚拟现实的过程。这个卡片纸板是在 2014 年的一次技术会议上推出的，售价约为 20 美元。我下载了一款能让我在凡尔赛宫漫步的应用程序。画面质量不是很完美，但感觉就像我真的在那里一样。我把它给我七岁的侄女看了看，她看完这个卡片纸板里面的凡尔赛宫之后说想要到真正的凡尔赛宫去看一看。

有一些设计体验侏罗纪公园的应用程序，里面有巨大的震荡，围绕行星飞行的广袤无边的距离感，甚至还有真实的 3D 电影。一旦你了解了 Cardboard 是如何创建虚拟现实的，你就会忍不住想要访问更高级的应用程序。Oculus Rift 是最早一批较为成功的众筹项目的案例之一，后来被 Facebook 收购。你不仅可以在上面分享你的照片和状态更新，还可以随时分享你所处的任何环境。当你戴上 Oculus Rift 时，你可以保存你周围 360° 范围内的图像。当你环顾四周的时候，也可以让你的朋友看到你所看到的。它已于 2016 年被推出。

MetaVR 软件创建了以个人计算机（PC）为基础的虚拟世界。它们出售用户创建自己虚拟世界所需的硬件和软件。索尼公司的莫菲斯（Morpheus）项目是一款耳机，于 2016 年发布，它将专注于游戏，并将游戏控制器（Playstation）与耳机连接起来；期待看到人们在上下班乘坐地铁时，都能戴上耳机通过这款产品来玩游戏。目前，我们可能只能用我们的虚拟现实技术攻克智能手机屏幕这一领域，但相信很快我们就真的会用虚拟现实耳机潜入深海。

在迪拜的一次数字健康会议上，我试用了三星公司开发的较为先进的头戴式显示器。它是用来训练麻醉师的。我觉得自己就像在手术室里，工作人员在谈论病人的情况。我能非常清晰地看到他们。几年前，我还只能通过看那些印刷着小字体的旧书来学习。现在，我可以舒适地在家里进行训练，而且我想训练多久就能训练多久。

医生需通过反复练习和记忆来学习程序。2015 年 3 月，外科医生通过用一台 360° 无死角的特殊摄像头来对介入治疗的过程进行记录，从而进一步开发了虚拟现实的潜力。接着，这些录音被转换成一种可以与虚拟现实耳机一起使用的格式。让你有机会看到你仿佛站在一名有经验的专业人员身旁，一遍又一遍地看他做一台又一台的手术，这对于一个医学专业学生来说是大有裨益的。那种“看一遍，跟着做一遍，然后再教一遍”的传统医学训练的方法已经过时了。我们需要给学生机会，使他们在没有医学教育的设备和时间限制的情况下，在手术步骤上有更好的表现。我们不能为了学生可以随时收集经验，而要求患者时刻在身边。但是学生们却可以利用虚拟现实来实现这一点。我可以通过虚拟现实看一百次怎么采集血样，最终真正学会如何采集血样，这对每个人都是有好处的。

一家名为 Next Galaxy 的公司正在开发一个数字化的环境，让卫生专业人员可以接受复苏术方面的培训。他们认为虚拟现实是学习的最高形式，因为用户可以沉浸在任务中，训练时实际上是在学着做，而不是光看别人在视频中做。

它还可以提供一种参与康复的新形式。GestureTek 健康公司的虚拟现实疗法旨在使伸展身体和改善认知能力的过程变得有趣。他们正在参与脑瘫、中风、创伤性损伤、孤独症等类似疾病的配合治疗。

对于害怕公开演讲的人，可以戴上虚拟现实耳机训练，这样就像是让他们站在成千上万的人面前一样。与成瘾做斗争的患者可以通过虚拟现实技术看到，如果他们能戒掉毒瘾，世界会变成什么样。在美国加利福尼亚参加一个会议时，我听说有个女人非常害怕蜘蛛。她每晚都会花一个小时的时间用吸尘器把床清理一遍。心理学家与她合作，创造了一个虚拟世界，在这个世界里，会向她介绍小蜘蛛，然后逐渐将蜘蛛变大。在治疗开始一年后，我看到了一张照片，在照片里，一只巨大的狼蛛爬在她的手臂上。

未来的医学课程肯定会包括虚拟现实。学生将接受在充满压力的紧急情况下做出有效反应的培训，他们将在整个医学院学习期间都受到这种紧急情况的影响。可穿戴感应器可以就他们的表现给予即时的反馈。

医生实际上可以通过虚拟现实技术根据放射学图像进入患者体内。这样一来，他们就可以在进入手术室给患者动手术之前发现各种选择。我们可以在不冒生命危险的情况下训练人们应付紧急情况和灾难。如果一个人没有可用的尸体来练习手术，那么虚拟现实就可以提供帮助。

患者可以在到达医院前抽取并查看医院过去的手术过程和医生的诊疗过程，他们可以看到一个特定的诊疗或手术过程是如何发生的，花费了多少时间，在他们身上将会发生什么。头戴式显示器可以让人们通过虚拟现实体验真实世界，从而缓解压力。

那些没有尝试过虚拟现实的人无法想象要说服人们在没有这种设备的情况下继续生活是多么地困难。我们的大脑很容易被欺骗。虚拟现实可能成为未来的新药。2014 年的一项研究将虚拟现实技术成瘾与毒品成瘾进行了比较。我们什么时候才会被诱惑放弃现实，去寻找虚拟的现实呢？

值得肯定的是，电子游戏玩家可能很快就会成为未来的运动员。这些设备的存在让用户可以通过戴上附在半球体上的耳机，在那里安全地行走或跑步，以此来体验虚拟现实。这个可以安全行走或跑步的区域被称为“运动式游戏”。他们只有在现实生活中锻炼，才能在虚拟现实的游戏中取得进步。在虚拟世界里的足球比赛、第一人称射击运动员，甚至是战略游戏，都能激励用户比他们以往任何时候都更多地去锻炼身体。

目前的电影和电视剧里都把铁杆游戏玩家描绘成懒人，他们每天坐在电脑前，吃着甜甜圈，然后变胖。鉴于虚拟现实的游戏正变得越来越真实，而且需要用户做更多的活动，所以肥胖可能会出现一个全新的对手。

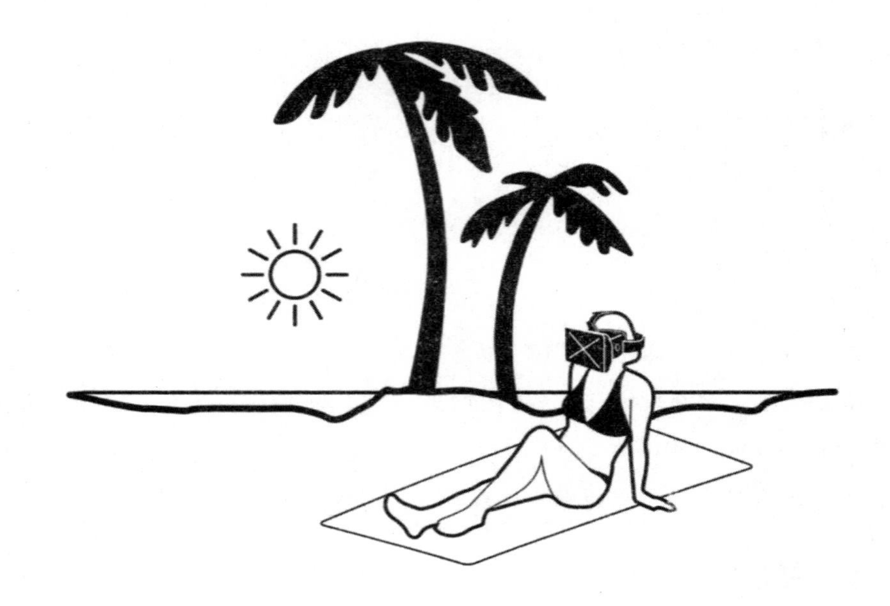

手术室里会仅仅有机器人吗

 # 手术机器人 # 直觉外科公司 |《普罗米修斯》（2012 年）

凯洛斯协会与年轻的企业家们合作，开发出了许多能影响人类生活的创意。人们并不知道谁会成为下一个医学领域的杰出创新者，我很高兴地接受了凯洛斯协会匈牙利分会的邀请，就机器人在医疗领域的应用发表演讲。我喜欢就具体的话题做演讲，因为这给了我学习新事物的机会。我沉浸在医疗和手术机器人的世界中，并在会议上对它们的优势和潜在威胁进行了充分的讨论。在会议上，一位年轻的参会者提出了一个问题——是否会有仅配备机器人的手术室？我的回答很简单，尽管这样的手术室并不多，但已经存在了。

术语“机器人”来源于捷克剧作家卡雷尔·卡佩克（Karel Capek）1920 年的戏剧 *R.U.R* 或 *Rossum's Universal Robots*。机器人这个词的意思是“工人”。在20世纪70年代，美国国家航空航天局（NASA）需要设计出既能做手术又能远程控制的机器人。第一个这样的手术机器人出现在1987年的一次腹腔镜手术中。从那以后，只有一家公司生产出了一种商用的、广受欢迎的手术机器人。这家公司就是直觉医学公司（Intuitive Medical），它生产的手术机器人被命名为“达芬奇”。这种机器人的成本超过100万美元，但是其商业模式的经济价值与其提供的服务和附加工具有关。然而这样的机器人仍然需要人的监督。

外科医生需要坐在控制面板后面，并在三维虚拟现实空间中移动机器人的手臂。安装在关节臂上的摄像机可以帮助医生们用操纵杆控制做出最小的动作。一些医学院已经开始教授如何通过手术机器人进行手术操作。与传统的外科手术技能相比，这种技能类似于电子游戏玩家的游戏技能。有研究表明，有电子游戏经验的外科医生通过手术机器人执行任务的错误率比其他人要低。

Raven的手术机器人系统与此相似。自2009年以来，美国国家航空航天局已将其纳入试验。它的总重量只有22千克，远低于达芬奇机器人的重量。2015年，谷歌公司宣布与强生公司合作。它们计划设计机器人来协助外科医生。谷歌公司表示，它们计划使用机器视觉和图像分析软件来帮助制造机器人。没有人知道它们进入这个市场的速度有多快，但毫无疑问的是，它们一定会进入这个市场。

我曾经操作过被重新设计成教授外科医生在腹腔镜手术时使用的任天堂的控制台，我通过玩来练习操作。当我作为一个视频玩家坐在达芬奇控制面板前时，我不需要知道任何关于如何移动机器人手臂的知识。给我一个操纵杆，我就可以处理好。当然，做手术需要专业训练，但所需要的技能跟之前不再一样。使用手术刀和控制机器人需要不同的训练。也有一些案例，外科医生因为手术机器人停止工作而不得不恢复传统的手术方法。这对于那些只受过控制机器人训练的医生来说，是很困难的。

手术机器人不是用来替代外科医生或传统方法的，而是用来协助他们工作的。并不是所有的手术过程都适合机器人独自或在主治医师的控制下进行。显而易见，完全由机器人执行的手术程序必须有严格的质量控制和保证。

VascuLogic 血管科已经研制出了一种机器人，可以使血液采集更加安全和高效。当病人舒适地坐着时，它会自动采集血液样本。由红外线和超声波成像引导针头进入静脉。该公司声称，其机器人静脉穿刺术比人体抽血医生的方法痛苦更少，也更安全。2015 年上传的一段视频演示了这台机器是如何运行的。这类机器人在被普遍使用之前，是必须要经过大量临床试验的。

全世界有 50 多万个手术机器人。因为它们缺乏人为失误的可能性，所以尽管它们比传统设备昂贵，但被认为比传统方法更安全。2004 年，在每 10 万例手术中，只有 13.3 例因机器而受伤或死亡，而在 2012 年，这一数字上升到 50 例。近年来，已有数百例机器人受伤案例被报告给美国 FDA，关于成本－质量的比较情况仍在调查中。它可能更安全，但比以前花费更多，这些都是我们必须要考虑的问题。

由于机器人可以完成或协助成千上万的潜在程序，所以它需要在执行特定任务时做得更好。它们的尺寸会缩小，得益于更好的材料以及用 3D 打印机制造便宜的部件。维护成本也将会下降——目前这是机器人盈利的一个重要因素。

机器人安全应该是头号问题。2001 年人类开始首次对手术机器人进行远程控制。纽约的一位外科医生在位于法国斯特拉斯堡的一个病人身上远程操作，距离 6000 千米。控制器和机器人之间的通信是通过公共互联网进行的。

不幸的是，这为黑客提供了可能性。2015 年，华盛顿大学的研究人员发现，黑客可能在手术过程中干扰远程机器人，甚至可以进行远距离控制。该机器人还没有得到美国 FDA 的批准，但它仍然提出了我们必须处理的问题，以确保病人的安全。

关于安全问题，有关于系留机器人的计划，这些微型机器的零件可以被吞下并在胃里组装，然后远程执行小型操作。如果这样的机器人被黑客劫持或攻击，会产生什么样的后果我们尚未可知。

公司正致力于改善未来几代机器人的功能。如果远程机器人可以在没有人在场的情况下高效安全地工作，那么患者只可能待在一个只有机器人的房间里，而这些机器人仍然由来自不同地方的外科医生控制。通过这种方式，可以为生活在医生短缺地区的人们提供手术治疗；手术过程中的感染也可以明显减少。最终的目标是甚至可以得到触摸反馈，外科医生通过控制装置可以感觉到患者的皮肤，就像他们在今天的传统手术中所做的那样。

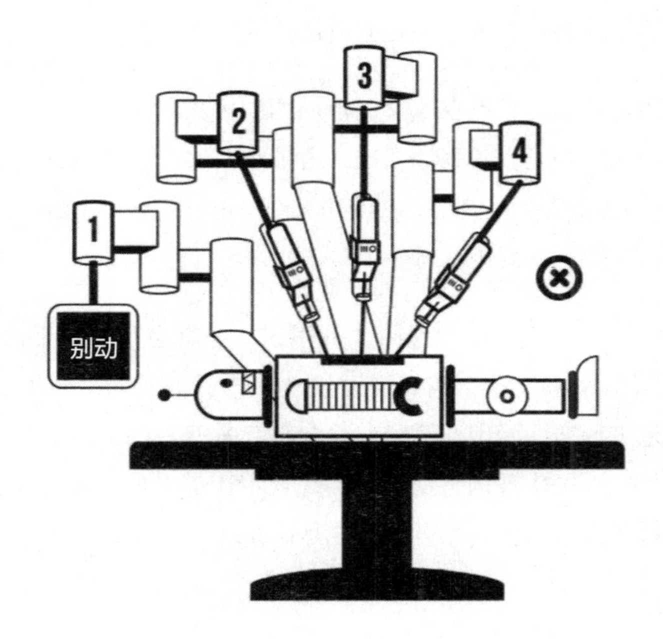

在19世纪，外科医生坐在大讲堂里，现场观看手术以学习新的手术方法。外科手术更像是使用非常基本工具的DIY手工艺品。今天，外科手术是一套精确的动作和快速的决定。在许多类型的手术中，患者早上去医院做手术，并在当天离开。即使是复杂的手术，也达到要尽可能无痛和舒适的标准。促进快速康复是医生的首要目标，当全世界的患者都可以使用这种技术时，我们就可以看到机器人来接管手术室了。

算法会比医生更好地进行诊断吗

#数字医疗 #IBM沃森机器人 |《她》（2013年）《机械姬》（2015年）

不幸的是，我并不是工程师。给工程师演讲是一个挑战，因为我几乎从不关注他们所感兴趣的事情。即使作为一个极客，我也不喜欢钻研新解决方案的技术细节。我感兴趣的是它在实践中的应用及其进一步的发展。有一次，当我在大学里和工科学生进行交谈时，讨论变得有些激烈。他们似乎并不关心基本的伦理问题，也不关心颠覆性技术的优势。

他们想知道关键的难点在哪里。他们的大多数问题都集中在医生是否能被机器人取代的问题上。我强调了同理心的重要性，以及基于信任的医生和患者之间的个人关系，但有一次他们提出了一个问题，他们问，从理论上讲，算法会比医生更好地进行诊断吗？

这使我陷入了两难。戴上了医生的帽子，我就必须要捍卫医学的尊严。但作为一名医学未来学家，我需要诚实地说出我的观点——诊断是一门艺术。我们不是工程产品，因此测量一些参数和改变一些东西不会诊断和治愈任何疾病。相反，医生被训练从头到脚地观察整个人类，病人走路、说话或思考的方式都对最终的诊断很重要。这是诊断的一部分。

另一部分是学习和收集与病人有关的任何信息。成为一名医生需要终生学习。医生们进入同行评议论文的生物医学数据库，找到他们需要的信息。在感兴趣的领域里，学习最新的文献是医生生活中很平常的事情。

一部分随着经验而改进的东西，技术可能永远无法取代。可穿戴设备和家庭监控服务可以测量很多参数，但医生见到病人的第一印象是不可替代的。

另一部分是每个人都很难做到的地方。世界上任何医生都不可能完全保证掌握了最新的技术和信息。没有医生能确定他们已经找到了他们所需要的所有的相关信息。这是运气的问题，我们应该从医学实践中消除这种运气因素。要做到这一点，我们需要技术界的帮助。

1996 年，IBM 公司的超级计算机“深蓝”（Deep Blue）向当时的国际象棋世界冠军加里·卡斯帕罗夫（Garry Kasparov）发起挑战。卡斯帕罗夫赢了，世界各地的新闻头条都在庆祝人类战胜了电脑。IBM 公司利用这次比赛的经验改进了深蓝的算法，并在 1997 年要求重赛。这次卡斯帕罗夫输给了深蓝，比分是 2.5 比 3.5。卡斯帕罗夫争辩说，如果他能访问和电脑相同的数据库，他就能赢得这场比赛。

根据卡斯帕罗夫的建议，一种新的棋赛模式于 1998 年在西班牙被引入。高级棋手使用国际象棋软件进行对弈。人类玩家决定移动，但是人与软件的配对被认为是一个团队。这是人类创造力和强大计算能力的完美结合。

IBM 公司的新超级计算机沃森旨在填补这一空白。自它在电视智力竞赛节目《危险边缘》（*Jeopardy!*）中击败了两名技术高超的选手后，美国开始测试其在医学实践中的应用。沃森提供的优势是能够梳理现有数据库中的患者记录、英语教科书和数百万份医学论文，运用它的算法进行诊断建议，并为其分配可能的成功率。最后，治疗医师通过沃森收集的相关信息做出最终诊断。

沃森的两个特点值得注意：第一，它使用自然语言处理，这意味着它可以理解书面和口头语言；第二，它还使用了深度问答技术。它可以进入对话，并从中学到更多。鉴于医疗实践使用不同的电子病历，沃森必须能够理解结构化和非结构化数据。一些医生在记录糖尿病患者的病例时，会在临床总结中提到“糖尿病”或“T1D”。理解自然语言意味着区分重要的音符和不在特定语境中的音符。

当安德森癌症中心宣布将开始使用沃森时，我并不感到惊讶。在肿瘤学领域，每天都有大量的研究报告发表。不管主治医生有多少经验，要找到与某个患者的病例相关的信息都是很困难的。当沃森检查患者的病例时，它会给出一系列治疗建议，并在非常低和非常高之间分配一个置信度。安德森的研究人员评估了沃森的成功率，发现它非常有效。因为医生会对沃森提出的建议进行评估，最终改善对每一个病例的治疗。

2015 年 5 月，专注于电子健康记录的软件公司 Epic 与梅奥诊所（Mayo Clinic）开始合作。Epic 拥有 350 名客户，每年交换超过 8000 万份病历。梅奥诊所每年有 100 多万名患者前来就诊，并进行至少 1000 次临床试验。用沃森来分析大量数据或回答患者的问题似乎是向前迈出的一大步。梅奥诊所的一位肿瘤学家称沃森有潜力在任何需要的关键地方提供临床试验信息。

当一台超级计算机试图通过人工智能重现人类大脑的行为时，它就变成了一台认知计算机。人类生理学非常复杂，我们可以从模拟我们思考和提出问题的方式的计算机中获益。这样的电脑通过学习来提高，就像医生一样——只不过它们提高得更快。

一个算法能比医生诊断得更准确吗？没有理由相信这是不可能的，尽管还需要几十年。但这样的算法会取代医生吗？我对此深表怀疑。医生的角色将改变，但他们是永远被需要的。如果你询问患者是想被电脑治疗还是人，大多数人会选择这个人。我们是社会性的人，我们需要讨论我们的健康问题，不仅是为了接受适当的治疗，也因为语言本身就有“疗效”。

没有什么算法或智能手机应用程序能让人产生共鸣或理解。毋庸置疑，它们可以试着模仿我们提供同理心的方式，但这不是当前发展的方向。我们需要帮助医生找到最佳选择的算法。认知计算机可以把我们需要的所有信息都带入我们的护理中。

有史以来，我们针对患者的情况所做出的决定都不是基于运气，而是基于纯粹的信息和明智的决策。老实说，我不在乎我的医生是独自工作，还是通过算法找到了解决我健康问题的最佳方案。如果我的医生能把注意力集中在我身上而不是键盘和显示器上，我就更不关心认知计算机是否能提供治疗了。医学实践仍然是一门艺术，但就像画家一样，我们可以通过算法混合他们的色彩。

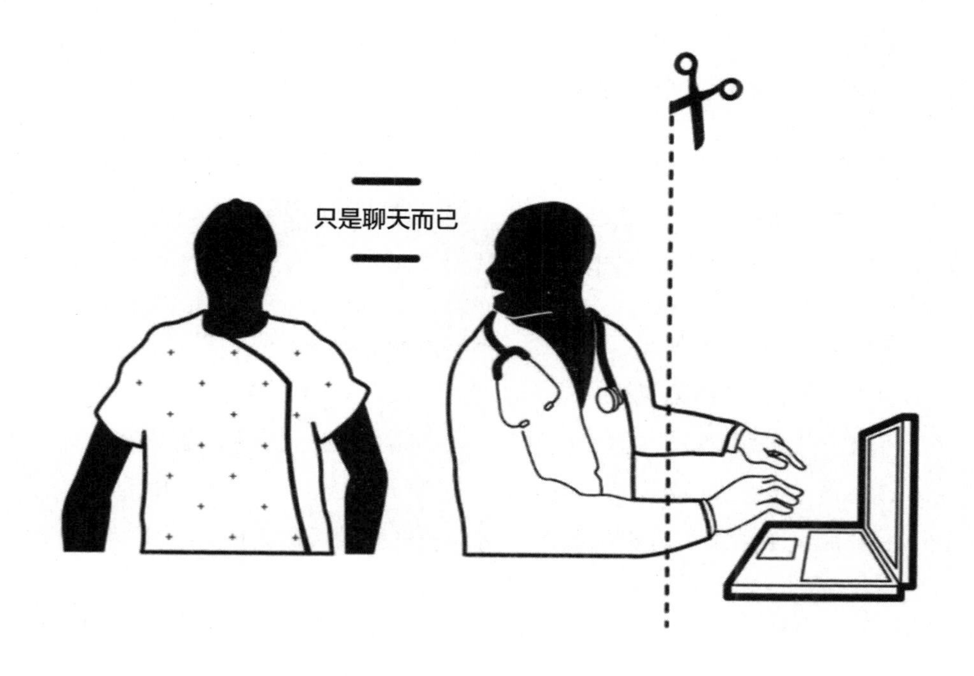

第7章 超越现实

我们能够传递或阅读思想吗

#数字健康 #神经科学 |《感官游戏》（1999年）《暖暖内含光》（2004年）

当遇到挑战时，我总是在寻找实际的解决方案。讨论未来的可能性和场景固然很好，但找到一个可以付诸实践的解决方案才是最重要的。当有人邀请我谈论遥远的未来时，我很挣扎。作为一名科幻小说迷，我很高兴地想象，电子人、大脑植入物和人工智能将如何彻底改变我们的生活，因为我知道，这些推测对生活在今天的人并没有帮助。

在我的"超越"系列演讲中，有一次，一位听众提问到我们是否能够传达或至少阅读思想。此外，他还说道，如果他能理解妻子吵架时想要什么，那就太好了。这把我的观众们都逗乐了。

我以为他指的是凯文·沃里克（Kevin Warwick）博士做的一个实验。在实验中，他的手和他的妻子的手通过植入的阵列被远程电子连接在一起。这位听众十分认真，虽然被严重误导了，但阅读思想不是一个新的想法。《沙丘》（*Dune*）、《星球大战》（*Star Wars*）、《X战警》（*X-Men*）甚至《偷听女人心》（*What Women Want*）等电影都描述了阅读思想的后果和方法。

最开始的时候，沃里克博士并不是和他的妻子做实验，而是用他自己做的实验。2001 年，他在皮肤下植入了一块芯片，并试图将他的神经系统通过电子连接到电脑上，以移动机械手臂。只要产生的信号足够强劲，就可以成功地移动它。他通过电极把自己和妻子的神经系统彼此连接了起来，这应该是迈向未来心灵感应的第一步。这是两个人神经系统之间的第一次直接和纯粹的电子交流。当他们检查微芯片植入物时，发现神经组织似乎并不排斥它。相反，他们看到组织围绕着传感器周围的电极生长。这就是“电子人计划”，它离心灵感应还很远，但已经表明神经系统与电子系统的连接在未来是有可能实现的。

除此之外，还缺少一些阅读和传送电子思想的必要条件。我们必须能够完全理解大脑是如何工作的。我们需要一种设备来读取来自大脑的电子信号而不产生噪音,并且应该有一种方法能将这些信号重新转录成可想象的思想。而这些在今天都不可能实现。

为了理解结构和生物，我们通常用计算机模拟它们的过程和元素。当一个系统只包含少量这些元素时，这是一个时间问题。一种被称为隐杆线虫的蠕虫通常是神经学研究的对象，它有 302 个神经元。人类的大脑大约有 1000 亿个神经元，它们之间大约有 100 万亿个连接。这意味着每个神经元有大约 1000 个连接。很明显，这不仅仅是计算能力的问题。复杂的大脑不仅仅是对 1000 亿个神经元如何工作和交流的总结。人脑不仅仅止于此。

雷・库兹韦尔曾有一个著名的预测：到 2019 年，一款价格合理的计算机设备的计算能力将大致相当于人脑的计算能力。它等于每秒 20 万亿次运算。你一定不想知道这个数字有多大。如果他是对的，尽管他的许多预测已经失败了，但我们可以理解绝大多数大脑功能是如何在生物学上运作的。这种迹象已经存在多年。

在美国加州大学伯克利分校的一个实验室里，一台机器可以通过读取被试大脑的电信号来判断他们正在看什么。它的创造者在2008年提出，在几十年后，我们最终能够读懂梦。四年后，日本实验室的一台电脑用核磁共振技术以60%的准确率预测了幻觉的发生。美国国防部高级研究计划局正在研发SYNAPSE，这是一种对人脑进行硬件重建的技术。

了解大脑是如何工作的不仅仅是一个研究问题，而且需要超级计算机来模拟大量的过程。超级计算机竞赛类似于20世纪60年代的太空竞赛。最快的超级计算机“天河二号”在中国，每秒能执行1000万亿次运算，但它离大脑还有三倍的距离。美国能源部（Department of Energy）预计斥资两亿美元，在2018年之前建造速度最快的反应堆。让我们假设一下，按照目前的发展速度，所有大脑功能及其背景的发现将在10年内基本完成。

下一步是开发能有效读取大脑电信号的设备。当我问OpenBCI的联合创始人康纳·鲁索曼诺（Conor Russomanno）这个问题时，他说阅读思维太复杂了，不能用一个短语来描述，也不是那么黑白分明的。有意义和有价值的信息可以通过非侵入式人机界面来提取。像注意力和警觉性这样的事情可以通过几个电极从一个简单的脑电图系统中得到。在其他数据的背景下，从眼球跟踪、定位到心率、心率变异性记录的情绪和活动，这些数据变得更加有趣和有价值。

随着更具有侵入性的脑–机接口技术的不断发展，阅读思想的能力将呈现出新的含义。我们将能够以更高的分辨率和更少的噪音来观察大脑，在这一点上，反向设计特定想法的能力将会显得更加真实。显然，这种方法有许多伦理问题需要考虑。隐私、安全、社会分层等问题必须在设计时就进行考虑并约束。

这个研究方向显然对瘫痪的人最有帮助。大脑植入物可以恢复受损或丧失的大脑控制肢体的功能。如果四肢没有受伤，那么它将控制机器人手臂。

这项技术已经被多次证明，媒体也不再报道新的发展，因为它已经不再新鲜。尽管有机 – 电化学晶体管可以有效地连接大脑表面和硅电子元件，但硅传感器的技术难题依然存在。

如果大脑植入装置能让瘫痪的人再次行走，或者用他们的思想控制机器人的四肢，但这并不意味着我们最终能读懂另一个人的思想。这些任务可能相当容易完成，但从理论角度看，阅读思想和梦想要复杂得多，而且仍然停留在幻想的层次。尽管得出模拟和认知计算机不会模仿人类大脑的结论是傲慢的，但也许我们很快就会将我们的思想数字化。现实在我们的想象力背后，我并不能说这不是我在未来 10 年里应该担心的事情，我相信会有很多患者最终可以从试错中获益。

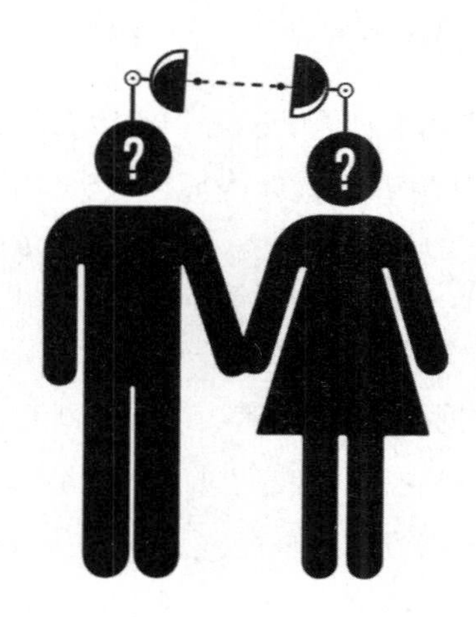

是什么让一个人成为电子人

电子人 # 医学未来 # 机器人 # 科学幻想 |《机械战警》（1987 年）《钢铁侠》（2008 年）

如果你想以一种独特的方式听到真实的故事，在 YouTube 上搜索飞蛾（The Moth）。这个非营利组织致力于讲故事的艺术。你可能有很棒的想法或很棒的故事，但要想有效地讲述它仍需要一定的技巧。这里有一个类比：任何人都可以记录事件（“这发生了，然后……”），但只有研究过新闻技巧的记者才能把事件变成故事。你可以把讲故事看作一门艺术。下面就是那些被邀请在播客中发现自己故事的人。

候选人经过初步面试，以帮助他们充分利用材料。这个过程类似于演讲教练为 TED 活动所做的准备。我计划讲述的是我是如何从一个科幻小说极客和医生变成一个医学未来学家的故事。但是面试官不断问我技术的黑暗前景的问题。有一次，她给我展示了她的手机中存储的那些植入设备的人的照片，并问是什么让一个人人成为电子人的。我忍不住告诉她，她的智能手机基本上也让她成了一个电子人。智能手机的所有组成部分，互联网连接和应用程序就像一个外部的大脑，已经增强了她的能力。

一个电子人具有有机和生物电子复合物。后者包括生物学、力学和电子学等方面。然而，它必须附着在人体内或植入人体内。从石头工具到铁工具，然后到车轮，这是人类进化的过程。科技帮助我们进化，使我们更好地适应不断变化的环境。

而今天，科技发展得更快。耳蜗植入、起搏器和视网膜植入看起来和听起来像是控制论，但这些只是帮助我们过上更正常的生活而已。我认为通过使用电子设备过上健康生活没有任何问题。不过，当我们开始使用它们来增强人类能力时，情况就不一样了。

有的人具有负担得起大脑植入物或外骨骼的能力，而有的人却没有，这将创造出一个新的生态系统。经济上的差异会导致生理上的差异。社会必须就道德后果展开辩论，并建立规章制度，以防止一味地专注于技术改进。

大脑植入物有可能改善人的记忆和认知能力。在我们指尖植入磁性或 RFID 芯片可以取代密码和家庭钥匙；外骨骼可以增强我们的力量，让我们跑得更快或跳得更高。我们中间已经有了电子人，让我分享一些他们的故事。

当杰西·沙利文（Jesse Sullivan）装配了一个通过神经肌肉移植连接起来的仿生肢体时，他就变成了一个电子人。除了通过大脑控制肢体的运动外，他还能感觉到温度和压力。

奈杰尔·阿克兰（Nigel Ackland）在一次工伤事故中失去了一截手臂。他安装了一只假手，并通过前臂的肌肉运动来控制它。他的动作范围也由此变得很广，他可以独立地移动五个手指去精准地抓取物品，或者将液体倒入玻璃杯中。

卡梅伦·克拉普（Cameron Clapp）在一段铁轨旁摔倒时只有 14 岁。经过的火车轧断了他的两条腿和一条胳膊。在微处理器的帮助下，他的义肢由脑波控制。事故发生后，他既成了一名运动员，也成了一名截肢者活动人士。

有些人故意选择成为电子人。尼尔·哈比森（Neil Harbisson）是一名患有色盲的艺术家。色盲是一种缺乏视觉色彩的疾病，他只能看到黑白的阴影。于是他安装了电子眼，这种电子眼可以把色彩表现为音乐的声音，让他“听到”色彩。他现在能够体验超出正常人感知范围的颜色。

杰里·贾拉瓦（Jerry Jalava）在一次摩托车事故中失去了一根手指，之后他决定在他的假肢中植入一个 2GB 的 USB 端口。显然，他没有直接把任何东西上传到他的大脑中。根据现有资料，第一个电子人就是史蒂夫·曼恩（Steve Mann）教授，他设计了一种头戴式耳机，配有许多小型电脑，他可以通过这种耳机录制、播放视频和音频。

今天成为一个电子人很简单。网上商店提供无菌的植入式 RFID 芯片，任何人都可以通过一个简短的程序获得他们的芯片，但限制在哪里？成为电子人的门槛是什么？应该允许任何人升级自己吗？假设黑客设计了他们自己的接口——那又会如何呢？显然，其带来的问题多于答案。

一部名为《超验骇客》（*Transcendence*）的电影描绘了一个充满了对电子人和整体技术的抗议的世界。这样的激进组织可能是不可避免的，但它们的临界值是多少呢？曼恩教授在巴黎的一家麦当劳餐厅被赶出餐厅，原因是他戴着一副连在头上的、没有工具就无法摘除的耳机。收银员认为他是为了某种比如拍摄员工的邪恶的目的而故意为之的。

几年前，人们因为打电话被警察拦下了。开车时发短信是青少年死亡的首要原因，超过了酒后驾车。总的来说，在美国 25% 的车祸都与发短信有关。司机会因在开车时使用苹果手表而被拦下并被罚款。谷歌眼镜、数码隐形眼镜以及更多的设备都加入了能让人分心的清单中。

这种分散注意力的技术是一个巨大的挑战。自我反省对发展我们的个性很重要，应该是我们自我的重要组成部分。然而，当我们独自一人思考时，我们的智能手机会不断发出哔哔声，而且屏幕一直闪烁。随着科技在我们生活中扮演越来越重要的角色，我们可能会失去提升自我的机会。我的极客思维认为科技是万能的答案，而我的医生提醒我，我们需要保持人性。解决方案可能介于二者之间的某个地方。

我毫不怀疑，当人们发现科技可以改善他们的生活时，社会上真正的电子人的比例将会上升。社会将如何看待他们将取决于第一批引起媒体关注的事物。在 2014 年世界上第一个截肢者流行歌手维克托莉亚·莫德斯塔（Viktoria Modesta）在她的音乐录影带中展示了高科技的假腿。它给人的印象更像是一个电子人，而不是一个残疾人。

斯泰利奥斯·阿卡帝欧（Stelios Arcadiou）是一位表演艺术家，他认为人体已经过时了。为了证明这一点，他在自己的前臂上安装了一个人造耳朵，目的是为了在里面植入一个麦克风。在另一个节目中，他把电极贴在自己身上，这样人们就可以通过网络激活他的肌肉。

多样性不仅关乎种族、性别和性取向，可能还包括电子化。新的法律可能必须保护电子人在工作或个人生活中不受歧视。虽然种族、性别和取向不是选择的问题，但成为一个电子人将是选择的问题。植入物的安全性和使用这些技术的伦理问题可能会分化社会。如果是这样的话，我们可能会失去提升自己的机会，从而使我们的人性保持主导地位。

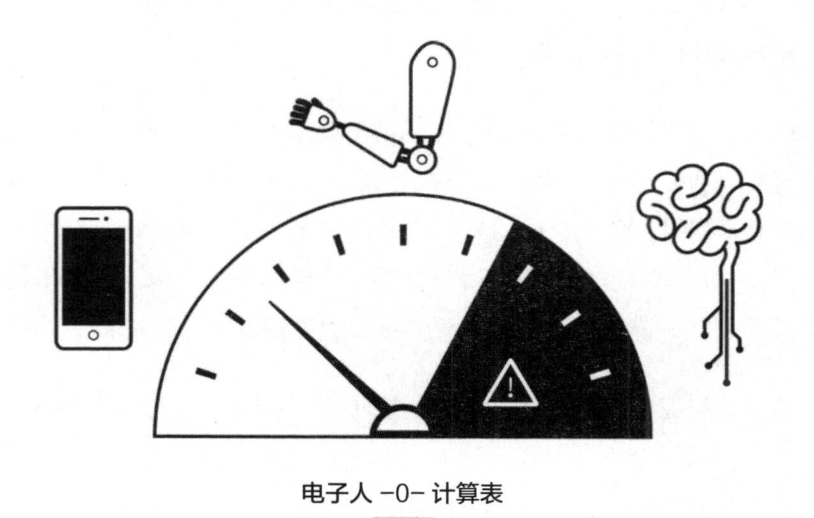

电子人 -0- 计算表

希望电子人和升级背后的文化能引导我们走向正确的方向。给我们的身体添加科技元素不应该只是为了好玩或时尚。对许多人来说，这更关乎生活质量。是什么让一个人成为电子人取决于我们采取的方法。

只要我们能保持最终产品的人性化，这就是有益的。我们需要认识到自己是一个有目的的电子人，而不是沉迷于提高幸福感的技术。我没有打算过植入电子眼，但如果我失明了，我可能会为了重见光明做出任何努力。这样做不会让我变得不那么人性化，只会让我更强大。

长寿的秘诀是什么

 # 长寿 # 老龄化 |《珍爱泉源》（2006 年）

世界老年医学大会是一个吸引了数以千计参加者和参展商的盛会。它致力于从生命科学的角度研究老龄化，致力于帮助老年人更好地生活的技术。在巴黎的一次会议上，一位 70 多岁的非常健壮的法国人问长寿的秘诀是什么。我想我应该问问他。

他的问题自古以来就有人问，答案仍不清楚，但考虑到近几十年来对老龄化的研究，我们可能已经接近了这个问题的答案。近代史记录了很多活过 100 岁的人的案例。令人惊讶的是，这些百岁老人竟然都沉迷于红酒、香烟和红肉。我们至少有三分之一的寿命会受到遗传因素的影响。其余影响因素包括生活方式、锻炼和其他因素。我们可以通过观察个体来衡量。

在加利福尼亚的阿拉米达县，人们在 1965 到 1999 年间每十年填写一次问卷。研究得出的结论是，每晚睡七至八小时，不吸烟，定期运动，保持理想的体重，限制饮酒，可以维持更健康、更长的生命。这些也是众所周知的健康生活的因素。

但是人们更喜欢从一个不科学的角度来看待它。巨蟒组（Monty Python）的电影《生命的意义》（*The Meaning of Life*）的结尾提道，试着善待他人，避免吃肥肉，偶尔读一本好书，走出去，试着与各种信仰和国家的人们和谐地生活在一起。研究已经提出了关于如何使每个人长寿的更复杂的建议。

正在日本进行的冲绳百岁老人研究分析了百岁老人、他们的兄弟姐妹和一个对照组。冲绳县的人均寿命为 81 岁，高于日本的平均水平。除了日本人的生活方式、饮食和定期锻炼的有益影响外，这项研究还揭示了相关的遗传因素。

由 X 奖基金会（XPrize Foundation）提供的基因组学 Archon X 奖让参与者对百岁老人的基因组序列进行排序。问题的关键是要找出这些老年人和其他人群之间的基因差异。这项研究收集了来自世界各地 100 多名百岁老人的样本，并向公众提供了序列数据。这项研究不得不在 2013 年结束，因为后来他们发现，没有一种基因能导致长寿。

理论上，一个人的寿命可能存在生物学上的限制。目前，125 岁被认为是人类寿命的极限。然而像奥布里・德格雷（Aubrey de Grey）这样的老年学家声称我们可以逆转衰老。他的项目分析了衰老的几个方面，从癌症类型到正常细胞死亡。他的研究预算来自个人捐赠者德格雷本人和互联网企业家彼得・泰尔（Peter Thiel）。

我偶然发现了一个名为长寿食谱的众筹项目，它的目标是为找到哪些饮食最能促进长寿制定指导方针。玛丽亚・科诺瓦连科（Maria Konovalenko）是一位研究老龄化问题的博士研究生，也是这个想法的支持者。大约 40 种现有的药物可以延长实验动物的寿命。有证据表明，尽管副作用可能不可避免，但这些因素结合在一起可能会延长人们的寿命。有必要进行临床前和临床研究，以确定这些药物的适当剂量和组合，如二甲双胍、乙酰半胱氨酸或维生素 B_6。

科诺瓦连科还提到了基因疗法延缓衰老的潜力。通过对动物研究，几十个基因被认为与长寿有关。一种策略可能是挑选 20 种最有希望的基因，然后注射给老鼠。我们可以识别任何赋予老鼠益处的基因，然后测试用于人类的基因疗法的组合。

延缓衰老的其他方法包括实体器官的组织工程和治疗性克隆。一般来说，科学界知道该怎么做，剩下的问题是我们如何加快研究。长寿的秘诀在于找到一种将大数据应用于社会信息的方法。我们必须创造动员人类和资源来对抗老龄化的工具。任何老龄化的方法都应该作为一个开放的项目来开发，比如基因组项目或大型强子对撞机（Large Hadron Collider, LHC），否则研究团队很难将他们的努力结合起来。

2013 年，谷歌公司谈到了“治愈死亡”和所有与衰老相关的疾病的方法。即使听起来太过雄心勃勃，但如果它们的方法是正确的呢？慢性病一旦出现，最好单独治疗。但是，如果衰老是慢性病的根本原因，那么通过延缓衰老，我们就可以减缓慢性病的出现呢？

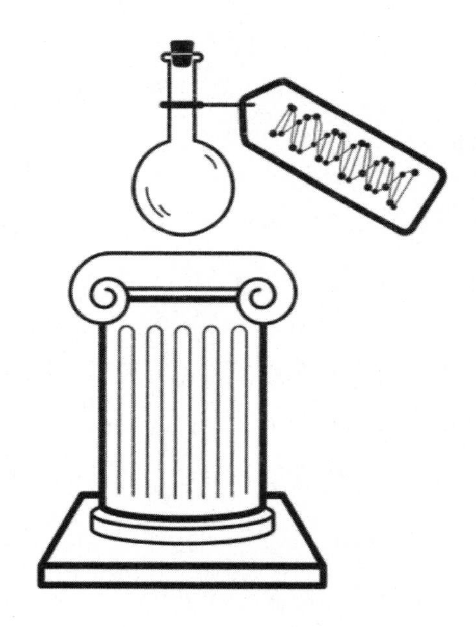

关于长寿的知识在不断扩展，但我们能在多大程度上实现长寿呢？可能有延长寿命的药物和帮助老年人的技术，但是，如果这些措施不能得到广泛的普及，社会将分为能活得更久的人和不能活得更久的人。

当组织工程变得普遍时，我们可能会打印出替代器官。当技术能够通过植入微芯片或附加设备帮助人们生活得更好时，我们可能会重新定义寿命，从生活得更久到生活得更好。

如果老龄化研究持续改进，很快每个人都会知道哪些方法可以帮助他们长寿。一旦不发达地区的基本健康问题得到解决，问题将不再是如何延长寿命，而是社会如何处理精神和身体都活跃的百岁老人，他们与今天的老年人有着完全不同的需求，那么长寿的终极秘诀将是如何在社会层面上处理它。

如果我们都活到 130 岁以上，社会会发生什么

 # 长寿 # 医疗未来 # 老龄化 |《大都会》（1927 年）《妙想天开》（1985 年）

PACITA 是欧盟的一个项目。它致力于通过将医疗保健的利益相关者聚集在一起，设计政策，收集技术解决方案，并提高帮助老龄化社会的意识。我参加了其中一个研讨会，并在会上听取了可能出现的情况，然后提出了如何利用技术帮助社会的想法。我非常喜欢这个会议。其中提出的一个关键问题是，如果我们都活到 130 岁以上，社会会发生什么？

古希腊或古罗马的预期寿命是 30 岁。从 19 世纪开始，它慢慢地改变了。自 1840 年以来，出生时的预期寿命每年增加约三个月，这意味着新生儿每年会比前一年出生的婴儿多活三个月。瑞典的人口统计数据异常惊人，其女性预期寿命在 1840 年为 45 岁，如今为 83 岁。

不同地区之间当然会存在巨大的差异。目前，斯威士兰的人均寿命为 49 岁，日本为 83 岁。人们想不想活得更久，这个答案并不明显。皮尤研究中心（Pew Research Center）在 2013 年调查了数千名美国人。得出的结论是三分之一的人不想活过 80 岁，三分之二的人不想活过 90 岁，只有 8% 的少

数人想活到 100 岁以上。那么为什么人们不想活得更久？

老龄化通常伴随着健康恶化。理想情况下，这应该首先在预期寿命之前得到改善。现实情况是，预期寿命在短短几十年内得到了如此迅速的改善，以至于社会无法进行调整。而有些人比其他人处理得更好，比如日本就取得了明显的成功。

2014 年，日本老年人的比例最高。三分之一的人年龄在 60 岁以上，四分之一的人年龄在 65 岁以上，八分之一的人年龄在 75 岁以上。日本公司一直以来都在负责员工的健康保险和定期体检。众所周知，日本人纪律严明，随时准备根据身体情况而改变生活方式。

尽管政府出台了免费儿童保育的政策，或者强调了工作与生活的平衡，日本人还是比其他人更能应对慢性病。他们要么必须将退休年龄提高到 75 岁，要么在 2050 年之前允许数百万移民涌入，以便有足够的工人来养活退休人员。

如果我们只关注人口老龄化的影响，那么延长寿命将带来毁灭性的结果。更多的人将依赖劳动阶层，劳动阶层将不得不支付更高的税收来照顾老人。但长寿的意义不仅仅在于多活几年，还在于这些年生活的改善。

健康经济学家应该能更好地解释医疗保健将如何改变当前的经济。直线思维已经过时了。人们会活得更长而且活得更好。颠覆性技术对整个过程的影响将比我们今天看到的更大。创新能让我们更好地联系在一起，让我们更快地获得医疗服务，不仅能做到预防疾病，还能让我们得到个性化的治疗。社会会适应这个新的挑战。

以阿尔茨海默病和帕金森病为例。技术解决方案可以改善患者的生活。Wright Stuff 公司提供了一系列产品，可以帮助那些失去一只手的人更容易地穿衣服。这家公司提供着装棒、单手皮带、袜子工具，甚至还有单手指甲刀。可穿戴相机和增强现实眼镜可以进一步帮助阿尔茨海默病患者。这些小工具每天都可以从用户的角度拍摄数百张照片，记录他们的生活。像 Speak For Yourself 这样的平板应用程序可以将 13 000 个单词放到屏幕上。随着声音质量的提高，合成声音会变得越来越自然。

即使是很小的想法也很重要。德国一家老年中心利用公交车站的理念来防止阿尔茨海默病患者的走失。由于短期记忆已经失效，但长期记忆仍可以保持良好，所以这类患者知道公交车站标志的意思，于是就会停下来。这在德国取得了巨大的成功，现在其他诊所也跃跃欲试。某些设备还可以通过向当地诊所或医院发送警报来预防跌倒。GTX 公司发明了一种智能鞋，可以帮助人们找到回家的路，并在街上可以一直给自己定位。

我询问了超人类主义党（Transhumanist Party）的佐尔坦·伊斯特万对这一问题的看法。他是 2016 年美国总统大选的候选人。如果我们活过 130 岁，社会将会发生根本性的变化。我们将不得不与无法维持自身生计的社会福利和退休制度做斗争。我们也会有家庭问题，因为结婚 100 年和结婚 50 年是不同的。

更重要的是，如果社会能再延长 30 年，那么无限期寿命的时代就会到来。当这种情况发生时，社会制度将发生巨大变化，因为我们每十年都在更新技术。比如体外器官的生长，或者是体外发育，将个人的思想上传到电脑上，以及自愿消除性别。

延长预期寿命是一项长期任务。如果越来越多的人开始活到 100 岁以上，那么社会结构将会发生改变，年轻阶层将不得不面对人们越来越晚退休的事实，而这两种情况都将在未来几十年发生。与此同时，新技术可以改变老年人在年轻群体中的生活方式。数字解决方案不应该把科技推向外围，而是让它们连接到中心。

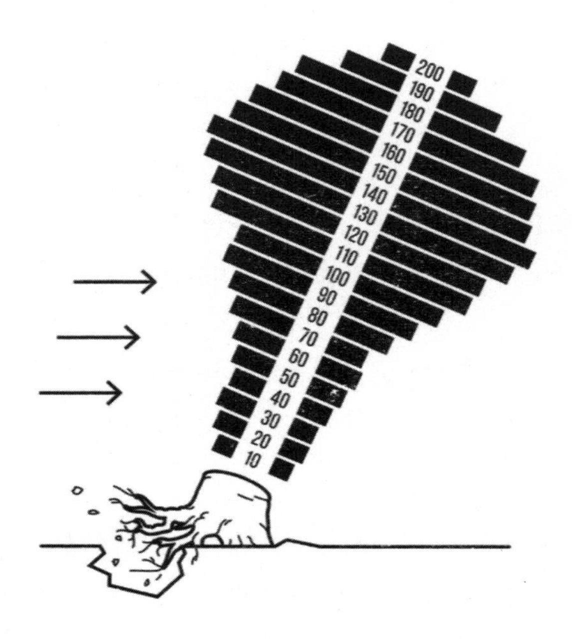

当活到百岁以上成为一个决定而不是一个机会时，它将给社会带来前所未有的伦理问题。有人说，第一个活过 150 岁的人已经出生了。如果这是真的，我们可能就是新一代的超级百岁老人。

我死后应该冷冻吗

长寿 # 人体冷冻学 # 低温学 |《2001 太空漫游》（1968 年）《异形》（1979 年）

一位连续创业者和天使投资人在我喝咖啡时与我谈论了未来医疗保健的投资。他大约 80 岁，兴奋地向我展示他的黑莓手机里的联系人列表是如何工作的。他问了很多关于医疗技术发展方向的问题，我也和他分享了我的想法。他说自己是一名技术专家，但对即将到来的潮流感到好奇。在我们的讨论结束时，他问我是否可以提出一个私人问题：“我死后应该冷冻吗？”谈论死亡可能会让我感到不安，但除了我，没有人会为这样一个敏感话题提供建议。他一直坚持问，我让步并回答了他，但他并没有松口气。

在某人死后将其冷冻起来，希望以后被唤醒，这被称为冷冻保存。这个领域被称为人体冷冻学。想想所有描述它的电影。经过长时间的太空飞行，你醒来的时候就像一个典型的周日的早晨。《异形 2》《阿凡达》《星际穿越》和《2001 太空漫游》都有这样的情节。在《星球大战 2：帝国反击战》中，汉・索洛（Han Solo）被冷冻，是冷冻保存最好的例子。索洛暂时失明，但未来的患者要担心的不只这些，比如永远不再醒来。

让我们来考虑下其他的问题。一周不运动会导致肌肉萎缩和出现血块。我们消化系统中的细菌无法在温度持续下降或缺乏食物的情况下存活。然而，这些生物对我们的健康至关重要。停滞状态下的肺会充满黏液，大脑开始变得像阿尔茨海默病患者的一样。

当一个人被宣布死亡时，Alcor 人体冷冻公司跃跃欲试。如果死者同意冷冻保存并已支付费用，他们就可以被放置在一个循环冷水的冰床上。通过给予约 16 种药物，他们的呼吸被恢复，目标是尽可能长时间保持组织活力。技术人员通过各种管道进入心脏，使得用“玻璃化液”替换血液成为可能。

玻璃化液可能听起来很可怕，因为它能把一种物质变成玻璃。它的目的是防止器官和其他组织不可逆转地被冻结。它已被成功地用于保存人类卵细胞。曾经有过这样一个案例，用这种液体冷冻一只兔子的肾脏，然后将肾脏加热后成功移植到另一只兔子体内。

关于人类冬眠的故事很多。英国医学杂志发表了一篇关于俄罗斯农民的文章，据说他们是冬眠的，尽管这篇文章并没有证据证明。当他们感觉到冬天即将来临时，他们就进入一种“长期饥荒”的状态，并聚集在火炉周围，陷入深深的睡眠中。你知道这个故事是真的吗？

1999 年，瑞典放射学家安娜·巴根霍尔姆（Anna Bagenholm）在一次滑雪事故中被困在冰下 80 分钟。40 分钟后，她的血液循环停止了。当她被发现时，她的体温是 13.7℃，这是有记录以来的最低体温。100 多名医生对她进行了治疗，最终她几乎完全康复，只有脚和手的神经受到了损伤。

在紧急情况下，并不总是有时间去评估病人的具体情况并想出最好的解决方案。例如，与时间赛跑的外科医生。有一种方案是通过降低体温来赢得时间，进而拯救生命。给身体足够的冷却，可以使它处于暂停状态——没有脉搏、呼吸或大脑活动。对于低温保存来说，血液被冰冷的液体所替代，这样可以防止组织损伤，同时保持组织的功能。这种实验已经在狗的身上进行了并取得了成功。我们现在正等待着把这种方法应用到受伤的患者，进行进一步的实验。

Alcor 人体冷冻公司总部墙上的照片显示，一些人已经被冷冻并处于停滞状态。该公司有大约 120 名患者，而且这个数字还在增长。尽管没有科学证据表明这些人能够苏醒，但它们仍寄希望于科学的进步将继续呈指数增长，并且在某一时刻苏醒是可能的。

人体冷冻也带来了争议性的道德和法律问题。在法国，人体冷冻被认为是一种不合法的尸体处理方式。1995 年，美国人体冷冻学会（American Cryonics Society）请人文学副教授查尔斯·坦迪（Charles Tandy）分享了他的想法。坦迪列举了冷冻保存背后的四个原则，包括尊重自主权、不伤害的概念、行善的行为以及社会正义。他的结论是，生物医学专业人员有强大和实际的义务来确保人体冷冻的患者。

如果我愿意为这种服务付费，谁有权阻止我？如果保存技术变得可行，苏醒的人们将如何重新融入社会？如果这项技术被越来越多的人误解，那么被冷冻保存的患者什么时候被宣告不可逆转的死亡呢？人体冷冻学产生了令人不安的问题。它使人们关注技术的发展，并帮助人们了解其潜在的用途可以弥合现实与道德之间的鸿沟。

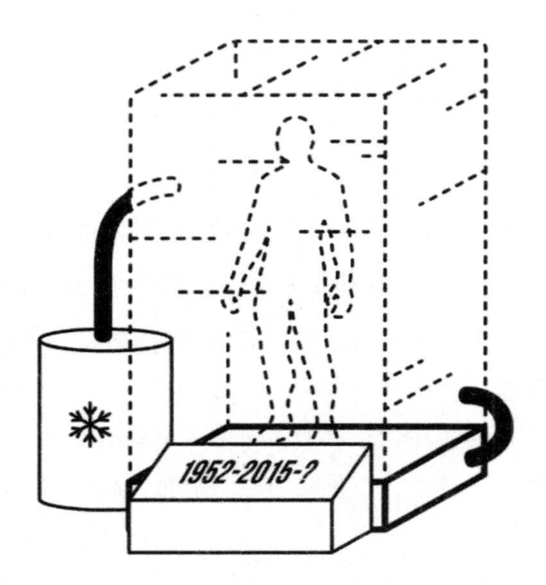

像佐尔坦·伊斯特万这样的超人类主义者自然是乐观的。他认为那些想无限期生活下去的人应该被冷冻起来。他认为，我们发现能让冷冻的人复活的技术只是时间问题。他估计，如果现在没有的话，50 年后我们将拥有这种技术。让社会为这样一项技术做好准备可能比创造这样一项技术的挑战更大。我们还没有准备好。

纳米机器人可以在我们的血液中游动吗

纳米技术 # 医学未来 |《神奇旅程》（1966 年）

作为一名医学未来学家，最好的事情就是你永远不知道未来会为你打开什么样的门。有时，我会收到许多令人兴奋的咨询，邀请我合作或参与其他活动，这往往会让我兴奋好几个月。最近，一位科幻作家就他正在写的一部小说向我进行了咨询。他在写一本未来派小说，以尚未发明的技术以及全新的概念为卖点和特色。

格雷格·伊根（Greg Egan）的小说《散居海外》（*Diaspora*）启发了他，这本书提出了许多关于科学方法和技术方向的问题。我们见了面，当他提出一个又一个的想法时，我的任务就是为它们找到一些科学依据。我非常喜欢这类咨询。

他的小说的主人公是一个拥有大量芯片和传感器植入物的乌托邦机器人。他不必吃喝，因为他体内的微型机器人会产生他所需要的一切。我说到这些纳米机器人也可以从内部修复组织，并在其内部环境与外部设备之间架起沟通的桥梁。我们反复谈论这些似乎看起来有些疯狂的想法。当他大声质疑纳米机器人将来是否会生活在我们的血液中时，我用我的回答征服了他。

雷·库兹韦尔曾多次提到过只有十亿分之一米纳米级机器人。他想象我们系着一条特殊的腰带，上面有一群纳米机器人。这些纳米机器人可以将我们所需的营养送到体内。最终，这种纳米机器人将取代我们的内脏，进而把我们的思想上传到云上，在我们的神经系统和全球的计算系统之间建立联系。这种未来主义的场景可能会让人心神不安。

这个概念并不新鲜。1966 年的电影《神奇旅程》（*Fartastic Voyage*）讲述了将医疗队缩小到极小的规模，以挽救一位著名科学家的生命的故事。阿尔戈奥特（Argonauts）通过血液进入大脑，工作人员用激光枪驱散血液凝块。那么，在现实生活中，如何使一个纳米大小的笼子分泌出胰岛素，却不会被我们的免疫系统攻击呢？想象一下，对于糖尿病或者帕金森病，也可以用同样的方法直接向脑干释放多巴胺。同样，化疗药物也可以注射到癌细胞中，同时保持健康细胞不受影响。所有这些应用都有正在进行的研究项目。

2014年，德国斯图加特的马克斯·普朗克研究所（Max Planck Institute）宣布，它们已经研发出一种类似扇贝的微型机器人，可在血液或脑脊液等体液中游泳。它们的外壳只有人类头发直径的几倍宽，尺寸很快就会变小，而且还有额外的功能。

约翰霍普金斯大学已经开发出一种直径只有一毫米的机器人，可以在人的结肠内进行活检。患者吞下一粒小胶囊，活检机器人就出来了。工程师们也在努力让这些机器人在结肠内进行手术。可能再过几年，我们就可以使用真正的纳米机器人了。

拥有纳米机器人的真正优势是让它们可以在大范围内工作。一个纳米机器人不能产生很大的差异，但是一百万个纳米机器人就可以移动一栋房子。美国非营利研究所 SRI International 的科学家们创造了这样一个群体——蚂蚁机器人。这类蚂蚁机器人具有磁性控制、速度快、可定位和使用工具等优点。即使在光滑的表面，它们也能以惊人的速度构造三维结构。它们的出现可以彻底革新生物技术行业和电子制造业。

其他的纳米机器人应用包括含有诱导细胞死亡的蛋白质的 DNA 盒，它只在癌细胞附近开放。牛津大学开发的另一种纳米胶囊可以直接在特定的细胞内输送药物。盒子里的 DNA 即使在几天之后也不会被酶破坏。使用纳米机器人可以消除癌症治疗的副作用，从而解决化疗治疗的最大问题之一，其利用了靶向癌细胞的这一特性。在未来，纳米机器人可以通过简单的注射、皮肤贴片或仅仅吞下液体来进行治疗。

对这些发展有利的一个迹象是制药巨头辉瑞公司将进入这一领域。一个合作的实验室正在生产创新的 DNA 分子，这些分子可以通过编程达到特定的目标或进行手术。它们可以通过血液中现有的化学物质，或者通过内部或外部来源提供能量。后面这些问题尚未得到解决，但我们有理由相信它们会得到解决。

问题不在于纳米机器人是否会在我们的血液中游动，而在于我们会在多大程度上让这种情况发生。如果政府部门未能预见到潜在的危险并对公众进行相关教育，社会将抵制这种技术，因为电影通常将这种发明描述为控制无辜人民的邪恶手段。电影《超验骇客》就说明了这种情况。

纳米机器人和我们自己的细胞之间的重叠——有机材料与合成材料的结合——是否会出现问题？也就是说，如果纳米机器人可以取代细胞功能甚至整个细胞，那么我们身体的哪一部分仍然属于人类呢？我们已经知道神经元可以与生物芯片和谐共存，并与电极相连。当我们和生活在我们体内的微型机器人合二为一时会发生什么？我们想成为这样的人吗？纳米技术的优势是否大于风险？当人们不再使用“症状”这个词时，它可能会从我们的词汇表中消失。如果纳米机器人在疾病真正发生之前就提醒我们注意即将来临的疾病，那么我们就再也不会出现症状了。

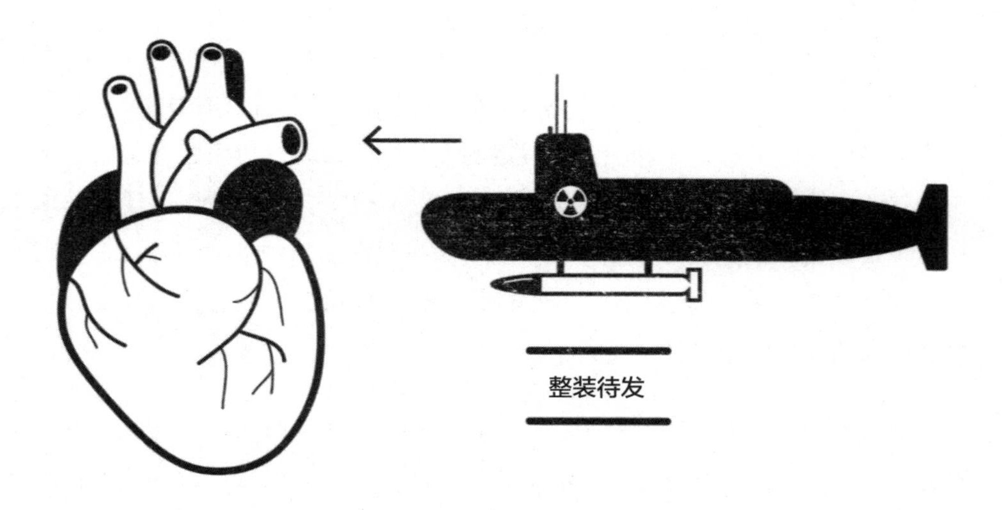

通过这种方式，纳米机器人在对抗微生物方面可能比我们自己的免疫系统更有效。我们中枢神经系统中的纳米机器人可能会提高我们的智力，或者像矩阵中描述的那样把我们和电脑连接起来。未来几年的医学界将不会面临这些问题。相反，当纳米机器人第一次进入临床试验时，我们将不得不面对法律问题。我们将看到头条新闻警告社会面临的威胁和危险。但是，如果我们能更精确地治疗癌症，并得到可能在我们体内发展的疾病的警告，那么我愿意承担风险。

为什么未来学家对医疗保健的看法通常是错误的

未来主义 # 医学未来 |《未来学大会》（2013 年）

并不是每个人都乐于听到我对医学未来的一些激进看法。有些人可能会问一些尖锐的问题或者说一些讽刺的话，这些情况在采访中也发生过。

咨询者往往是客观的。他们喜欢自己发现的这个领域，并提出问题，从而引发激烈的讨论。我曾经采访过一位渴望学习更多的记者。她提出了奇点、超人类主义以及许多哲学问题，但她似乎对这一切都持怀疑态度，并不断提出有争议的问题。我开始认为她想要刺激我承认新技术的危险和威胁。当她问到为什么像我这样的未来主义者的预测总是错误的时候，我们的整个谈话达到了一个高潮。

就个人而言，她反对大多数技术。在忍受了她一连串的消极态度之后，我问了她态度背后的原因。她说，技术是绝对糟糕的。她指责未来学家从来没有为未来做好准备，即使他们的工作是预测未来。我立刻理解了她的问题——她不知道未来学家在做什么。

未来主义者或未来学家会系统地探索从能源、医疗保健到国防、金融等任何领域的可能性。他们试图预测这些趋势是如何发生的，以及在未来如何发生变化，以使受这些领域影响的人们能够做好准备。

在当今的未来主义者中，以顾问或演讲者身份工作的人比例最大。朱尔斯·凡尔纳（Jules Verne）、H.G. 威尔斯（H.G.Wells）和其他作家都可以被认为是未来学家：他们有能力去探索以前没有人思考过的细节，并提出没有人想过的想法。这种能力来源于解决问题、计划、计算机科学和心理学。

仅仅思考未来不是未来主义，给人们指引方向，并且让他们为改变做好准备才是。尽管如此，我遇到的大多数人一旦发现我是一名医学未来学家，就只想知道关于预测和日期的信息。

我问过未来派作家伊恩·皮尔森（Ian Pearson）对这个问题的看法。他说，最重要的技能是系统思维。考虑到许多因素会影响接下来会发生什么以及什么时候发生，从大局出发，并将事物的相互作用形象化是一项技能。这样做与日常思维不同，日常思维往往过于关注细节而忽略外部力量。如果忽略了这些力量，就会引入错误。如果你忽略了其他可能更重要的因素，那么只对其中的一些因素进行精确的分析就只会适得其反。更重要的是，要从大局出发，考虑到你能想到的所有影响。即使你没有准确的数据，你也可以通过主观估计来考虑影响。你不可能总是能够给出准确的预测，但至少你能够很好地了解可能存在的误差范围，或者替代场景的分支点可能出现在哪里。

雷·库兹韦尔以他的预测和他所宣称的准确性而闻名。维基百科的一个词条专门描述了他在书中做出的所有预测。他说，到 2022 年，医疗技术将比今天先进 1000 多倍。在 21 世纪 20 年代，医学纳米机器人将对活着的患者进行详细的脑部扫描。到 2099 年，由于医学的不朽和先进的计算技术，“预期寿命”的概念将变得无关紧要。批评人士指出，他的预测存在太多漏洞，几乎无法证伪。

2010 年，《时代》杂志曾抱怨说，到 21 世纪 10 年代，远距传物、飞行汽车、喷气背包、药片餐食和电子人能力都还没有成为现实。胡乱和粗心的预测不仅使人迷惑，而且还能引起恐慌。使用链接诱饵（为了让人们点击而创建吸引人性夸大的标题）的新闻站点可以很容易地让人们关注某些东西，而其他营销不佳的站点就可能落后。后者尤其难以被发现。

这就是为什么未来学家与普通人相比，在考虑未来趋势时使用不同的方法。他们根据人们会如何接受趋势会带来什么样的经济效益来决定潜在的情况。他们可以在其他行业寻找相关的技术，与专家组织研讨会，或者为给定的技术制定合理的路线图。未来学家通常有更广泛的方法可供选择，但当涉及医疗保健时，这个领域就变成了薄冰。预测未来很容易，但要使其正确是很困难的。

医学充满了关于伦理的、法律的、安全的、社会的和政治的“地雷”。它是循证医学，意味着研究必须证明一种方法或一种药物实际上是有效的。考虑到生命会受到威胁，这些措施必须是安全的。与其他行业相比，医疗监管既严格又昂贵。

医疗和其他行业的最大区别在于，在实践中实施技术改进的难度很大。如果有人发明了一种能将药物输送到特定细胞的功能齐全的纳米技术，那么这种技术不会在明天出现。因为在获得批准之前，它可能需要 10 年的时间才能通过监管程序和必要的临床试验。

我不认为医疗产品的开发从根本上说是缓慢的，但是如果有了能够分析大数据集并得出结论的认知电脑，那么应该会变得更好。通过社交媒体，如今的未来主义者可以与数以百万计的人建立联系，如果他们拥有消化这些信息所需的数字技术，他们就可以收集到最好的信息。作为一个未来主义者，今天就意味着浪潮的变化，而不是提出静态的未来情境。专家、关键信息和预测未来趋势的人现在分散在世界各地，而数字工具可以把他们聚集在一起。

在过去的几十年里，我们可以知道的是，预测重大技术出现的确切日期并没有帮助。无论这些预测是非常准确的，还是错得离谱，医疗保健的利益相关者都不可能利用这些预测来进一步设计一个更好的医疗系统。不过，这些预测可以帮助他们明确的方向，了解下一步该做什么。

只有当人们明白改变自己和自己生活的必要性时，医疗保健才会变得更好。如果发生这种情况，医疗保健系统将遵循人们的领导。有责任感的未来主义者必须确保这些方向是安全有效的。我们有时会出错，但除非我们经常向窗外看，否则我们无法为天气做好准备。我们需要时时保持窗户的干净。

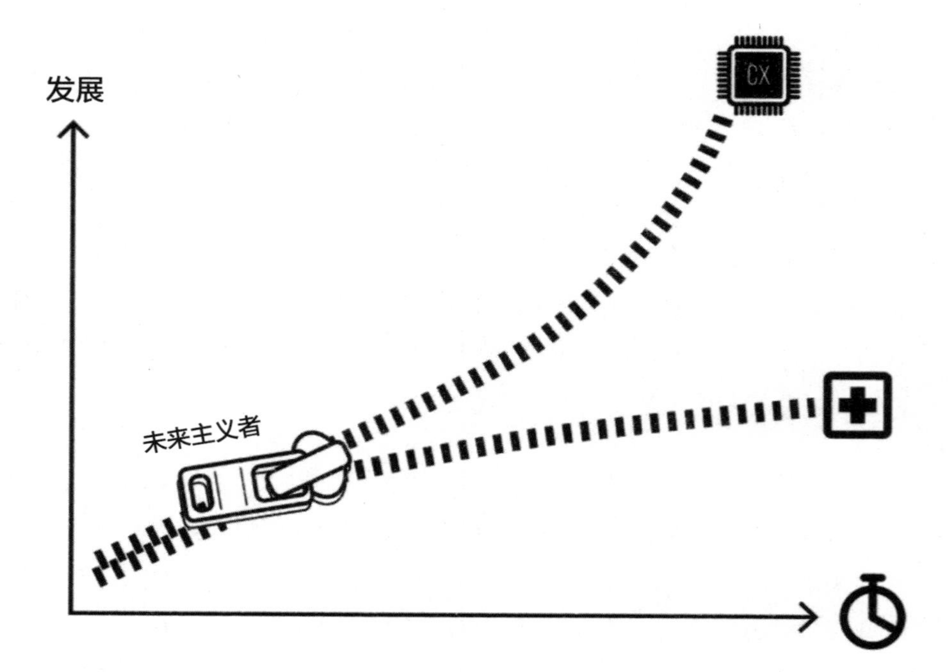

我们应该害怕医学中的人工智能吗

#人工智能 #深度学习 #机器学习 |《禁忌星球》（1956年）

我最喜欢的工作是与世界各地的人接触。其中一些人是全球专家，而另一些人只是对医学的未来感兴趣。通过社交媒体，我可以了解他们谈论的内容，并对他们提出质疑。保持联系是我工作的黄金法则。

自从我的《颠覆性医疗革命：未来科技与医疗的无缝对接》一书出版以来，我通过我的网站和社交媒体收到了无数的信息。在"医学未来学家"的Facebook页面上，我每天都在分享关于医学未来的重要信息。有趣的是，当我分享我对人工智能的看法时，我的关注者往往会参与其中。他们问我们是否应该害怕它。简而言之，我们应该害怕它，但是现在还不是时候。

超级计算机依赖于蛮力，认知计算机是一种算法，人工智能则又一次与众不同。它意味着计算机应该能够分析问题并解决问题，即使使用以前从未见过的方法。毕竟，人类就是这么做的。我们的灵活性是我们最大的优势，正是它使我们的神经系统成为宇宙中最好的发明之一。它可能是我们进化的一部分，设计智能机器，让它们以自己的速度进步。或者这样做可能是人类时代的终结。

埃隆·马斯克、斯蒂芬·霍金（Stephen Hawking）和其他许多人都表达了对人工智能的担忧。根据定义，真正的人工智能将能够以我们的大脑无法匹敌的速度自我完善，从而控制我们，决定我们的命运。我们可能不再被需要了。我们可能仅仅是消耗机器可以用来改进自身的能量。这种僵局并不是关于计算机是邪恶的，而是关于每一方的基本需求。如果你读到了对这个主题进行了深入思考的书籍，你会发现这是一个合理的假设。例如博斯特罗姆的"超智能"，以及罗比·巴拉特（Robbie Barrat）的最终发明。

图灵测试决定了一种算法是否是人工智能。它最近受到了一些批评，但大多数计算机科学家仍然认为它是正确的方法。我曾经和一个声称通过了图灵测试的人工智能聊天讨论过。我只花了几分钟就确信它只是一个算法。因为它带来了糟糕的谈话体验。我问了一个问题："如果艾米有两个半苹果，约翰的苹果是艾米的四倍，那么约翰有多少个苹果？"他的回答是："你是否真的想谈苹果？"

当我试图把讨论向前推进时，它就卡住了，重复了，就是这样。一个算法也许能打败世界上最好的棋手，但它无法回答一个简单的问题。电脑在完成特定任务上是惊人的。当它们的能力需要与我们相似时，挑战就来了。

首先，你可以在你的汽车、智能手机、垃圾邮件过滤器、谷歌翻译、Facebook、亚马逊、谷歌以及更多的地方找到人工智能。世界上最好的国际象棋、拼字游戏和西洋双陆棋都是这样的系统。其次是被称为人工智能的复杂性，它具有推理、计划、解决问题、抽象思维和提出复杂想法的能力。最后还有超人工智能，它将比最聪明的人类大脑更聪明。这就是我们前面的进化。这三个阶段之间的进步需要精细的发展，所以明天不会发生。

将可能的人工智能场景的范围缩小到消极和积极的场景上就会简化问题。从积极的方面来看，人工智能让生活变得更美好：它会提前规划，这样我们在任何情况下都能做到最好；它会和我们交谈，帮助我们做出有利的决定；它可以带来经济平等，因为它将更好地了解如何在人群中分享商品和资源；它将为我们设计新的设备和技术，因为它的主要目标是帮助人类。这听起来像是电影的第一部分，在这一切变得疯狂之前，已经呈现出了一个乌托邦。

而消极的一面是我们不能以一种友好的方式创造人工智能。它将看到我们消耗能源，它们可以利用自己摧毁或奴役我们作为报复。人工智能将了解更多，更好地权衡决策，最终控制我们的生活。还记得《黑客帝国》吗？

这两种情况都可以应用于医学。人工智能可以组织整个医疗系统，使患者、医生、研究人员，甚至医院管理者受益。它可以根据从我们所有设备获得的个人数据计算患者的风险。因为它知道我们的基因组学背景、家族史和血液测试，它可以告诉我们必须改变生活方式，并且相应地提高费用，从而有利于整个社会。

对于医生来说，人工智能会帮助他们做出艰难的决定，并保持他们的最佳状态。他们的工作将减少到与那些选择接受人工智能治疗的患者保持联系。如果一种算法能改善一个棋手，那它也能改善一个内科医生的工作。它不一定是一种替代品，而仅仅是一种援助。听诊器在 19 世纪改变了医疗实践。如果我们能让人工智能变得友好，它将成为 21 世纪的听诊器。

随着人工智能的发展，医学研究将变得实时、基于数据，而且本质上是无限的。物联网中的软件将根据患者生活方式或健康状况的变化来分析、诊断和指导治疗。流行病不会发生，因为人工智能会在第一批病例发生连锁反应之前发现并隔离它们。

虽然这些考虑中很多都没有涉及人，但我认为其中大多数仍然是有益的。如果一个人工智能可以解决一个人的健康问题，提供同理心，并进行持续的研究，那么谁会抱怨它们不是过程的一部分呢？我仍然相信，与人工智能合作对于改变医疗保健是有益处的。

消极的情况是人工智能会把我们排除在决策之外。当人工智能知道得越多时，我们就可能会沦为傀儡。这两种情况可以共存，我们就需要道德辩论和规则，注重在哪里需要人工智能和哪里不需要人工智能的方面。现在更可能的是，人工智能将不友好，但我们只采取了小措施来解决这个问题。有了适当的监管，我们可能就不会面对如从别人的车库出来但我们无法控制的情况。人工智能可以而且应该是人类最伟大的发明之一。我们应该庆祝，因为我们逐渐看到它在某种程度上得到了改善，我们为此感到高兴。

虽然人工智能可能会对社会构成威胁，但医学可能不是受影响最大的领域。人工智能可以给医疗保健的许多方面带来革命性的变化，而不会危及生命。

医生的工作岌岌可危。但人工智能的开发不是为了取代医疗领域的利益相关者，而是为了给他们提供他们从未得到过的关怀。

未来几年，Synapse 和 IBM 公司的沃森等认知计算机将处于领先地位。为更好的算法（比人们更安全、更高效地驾驶汽车）做好准备，监管金融世界，或者通过平衡各球队的优势来挑选新球员。当专家们最终抛开图灵测试，设计出一个更好的测试时，人类和人工智能之间可能就不再有明确的界限了。这一关键时刻将使人们理解人工智能终于到来了。

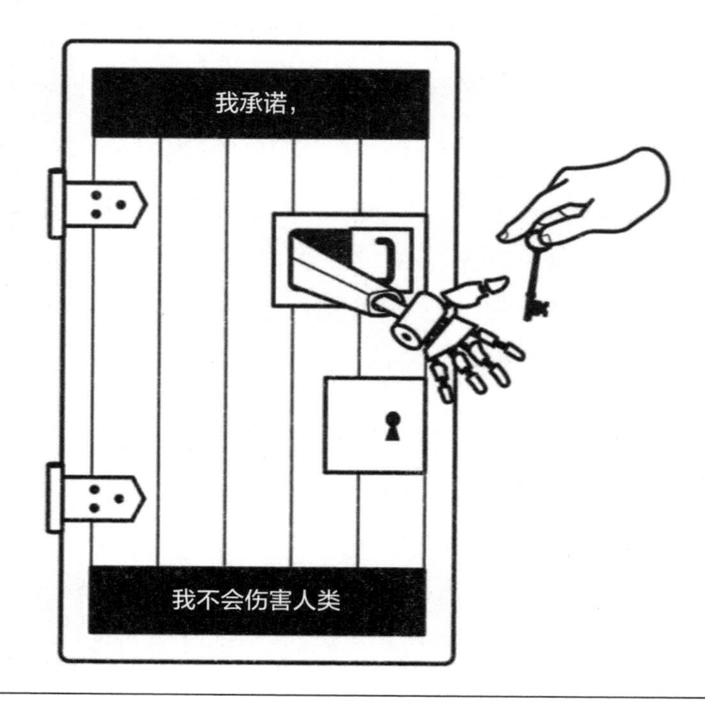

科技将如何改变性

#医学未来#性|《人工智能》（2001年）《零点定理》（2013年）

在墨尔本举行的第一届电子健康会议上，一群在酒吧里聊天的人提出了一个问题：科技将如何改变性？这样一个问题值得给出丰富多彩的答案。

许多电影都试图暗示性的未来会是什么样子。1976年的《逃离地下天堂》（*Logan's Run*）描述了一种穿着糟糕衣服的享乐生活；在电影《她》中，主人公与人工智能操作系统进行了虚拟恋爱；《机械姬》让我们对爱上机器人感到羞怯。这些电影都使用了某种技术来描绘性的未来，但这真的是未来吗？

虚拟现实可能会对性产生影响。2015年初，在洛杉矶举行的一个专门讨论性和技术的会议上，演示了虚拟现实耳机的应用。红灯中心引导人们进入一个虚拟的夜总会，在那里他们观看虚拟的人。该公司表示，这仅仅是个开始。它们最初的想法是针对那些远距离恋爱中的情侣。

通过适当的增强现实设备，我们将把数字图像投射到现实生活场景中。人们可能会购买将自己喜爱的电影明星投射到真人身上的应用程序，或者创造出他们在现实生活中永远无法体验的场景。不管听起来是不是很糟糕，那些尝试虚拟现实或增强现实的人都明白这项技术的力量。一些公司也在致力于打印出虚拟气味，明星可以出售他们的自然气味或香水味来影响最终用户的信息元素。拥抱T恤可以让人们远距离拥抱，就像发短信一样。这款蓝牙T恤配置了传感器和执行器，并链接到智能手机应用程序，它能感觉到触觉的强度、持续时间和位置、皮肤的温度以及发送者的心率。而制动器在远处爱人穿的衬衫上重新产生同样的触感。

我仍然不能确定吻的传输是真实的，还是只是一个玩笑，但是2011年的一段视频展示了如何将一个法式吻无线传输给所爱的人。或者，开发商说名人的吻可以由用户购买和分享。这是一个可能没有健康情感的人想要的方向。

2015年，当苹果公司宣布其iOS的新功能时，一款名为“生殖健康追踪”的应用引起了轰动。iPhone现在可以让人们精确地追踪他们做爱的频率和方式。用户点击性活动功能，输入日期、时间或使用保护的信息，就可以看到根据他们的性生活的时间而绘制出来的一张彩色的图表。

一些更奇特的选择可能会给性的未来带来另一幅画面。但让我们考虑一下那些生活在遥远关系中的人，或者那些在社会中找不到自己的位置、努力寻找亲密关系的人。随着全球人口的持续增长，社交焦虑变得越来越普遍，人们也面临着寻找爱情的压力，这使技术变得更加被需要，以改善或至少提供某种形式的人际接触。

像Davecat这样的技术主义者和“合成”的伴侣生活在一起，它们是真人大小的娃娃。他说他感到孤独，在社会上没有一席之地。在他开始与他的合成妻子的关系后，一切都改变了。他说他现在很开心，他的朋友也接受了他的选择。他告诉我，他需要他的娃娃开始过更好的生活，比独自生活更少些悲伤。虽然我理解人们对他观点的反应，但任何人都很难反驳他说的最后一点。

日本公司目前正在研发一种机器人，用户可以通过它进行交流。如果这样的机器人能够令人满意地进行模仿，那么那些在现实生活中挣扎着建立关系的人可能会选择它们。一些机器人，比如硅胶和金属材质的TrueCompanion，可以感知用户的动作和声音，并做出相应的反应。它价值数千美元，但也有一种低成本的替代品。RealDoll公司生产带有人工智能的成人玩偶，该公司声称，这些玩偶可以完全替代现实生活中的对话。

在所有这些发明中，远程医疗是我遇到过的最不传统的方法之一。它代表了由远程用户或程序控制的自动性玩具的发展。我可以预见到未来的头条新闻——与机器人性交的事故之后的诉讼。人们无法看到这些发明对整个社会的影响。在这个严酷复杂的世界里，它们可能会让人们不那么孤独。但是，如果人类的触摸因为不再需要而消失，那么它可能会更新换代，它们能够自我愉悦，但不能理解爱的含义。

我把最极端的例子留到最后。我提到过光遗传学可以用特定波长的光激活特定的神经细胞。如果我们的细胞被设计成具备这种能力，特殊的光线可以创造出爱抚和性高潮的感觉。想象一下未来的性爱机器人，全身都装着LED灯，并在从智能手机应用程序下载的程序模式控制下闪烁。

自我刺激成瘾在未来的国际疾病分类中可能会有自己的编码。如果一种能够根据需要触发极度愉悦感的微芯片被开发出来，那么一些缺乏意志力的人将会在有选择的基础上使用它。

如果这方面的需求很大，这个行业将会蓬勃发展。显然我是对此持怀疑态度。超人类学家佐尔坦·伊斯特万告诉我，问题不在于技术如何改变性，而在于性能否在技术面前生存下来，他认为不会。性，就像所有的社会仪式一样，让子女在试管中繁衍，甚至在完全放弃生育观念的世界里是不需要的。

这种改变可能会影响到很多人，但是如果技术解决方案是为了帮助人们解决他们的联结需求，那么这种需求将会导致大量的高科技产品。我们面临的挑战不是要决定它们是好是坏，而是要确保人们能够理解，更重要的是，在他们的关系中需要人际接触。

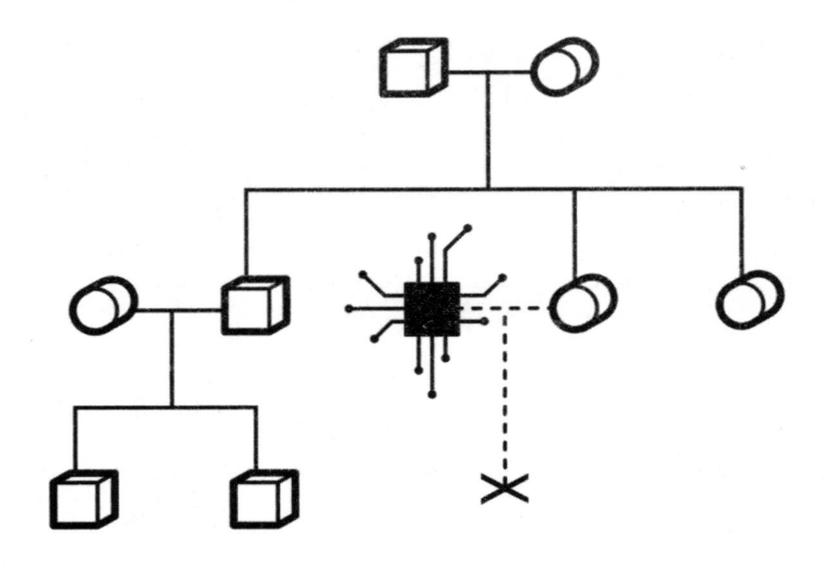

如果人们想用假肢来替代健康的身体部位

#医学未来 #数字化健康 #伦理 |《银翼杀手》（1982 年）

我所在的布达佩斯医学院是以“母亲的救世主”伊娜兹·塞梅尔维斯（Ignaz Semmelweis）的名字命名的，他在 1847 年引入了用氯化水洗手的概念。在那之前，医生们在没有洗手的情况下，在病理和产科部门之间来回走动，会导致产褥热，这是一种常见的、通常是致命的感染。不断改进医学实践仍然是该大学所秉承的理念之一。

最近，我被邀请参加一个伦理学辩论，其中大部分是由心理学家和社会学家参加的。他们让我谈谈未来医学技术最令人惊讶的例子，以便讨论它们的伦理学意义。当天的讨论相当激烈。

我觉得他们想挑战我对医学未来的乐观看法。一个小组成员问，如果人们开始要求使用假肢，即使它们原来是健康的，会对社会产生什么影响。

她的意思是，如果增强人体技术成为可能，而在伦理上不被允许，会发生什么。

如果能够打印出器官，美容诊所将不仅提供肉毒杆菌治疗和皮肤再生剂，而且还提供新的器官。当假肢变得复杂、灵活、酷炫的时候，健康的人就会准备好放弃他们健康的附属品。也许，如果外骨骼既便宜又舒适，并能增强人类的正常能力，人们就会变得更加鲁莽，不再担心会发生事故。

未来取决于三个行动：技术如何变得廉价和高效、通过获取数字技能为这些做好准备，以及在两者之间架起一座桥梁。如果这些失败了，我们整个社会都会失败。这是一个高度简化的观点，但它强调了这将是一个具有挑战性的概念。如果技术是惊人的，但我们不能像我们应该的那样使用它，那么我们就会有一个技术官僚体系，在这个体系中，技术技能比其他任何东西都重要。如果我们自我升级，但技术仍然是只有富人才能拥有的商品，这将导致我们陷入混乱。

新的责任伴随着变化的浪潮而来。当我决定购买一个可穿戴设备来测量我的睡眠质量时，它不会带来任何风险。我可以把它放下，再也不用了。但如果我选择的技术是不可逆转的，或者是植入的，那就另当别论了。在某一时刻，我们将更像一个电子人，而非生物学意义上的人类。生物伦理学家团体试图定义这一点，但它仍然会在人群中有所不同。每个人都必须能够自己做决定，但这是假定人们有能力做出这样的决定的情况下。他们有这种能力吗？

马修·詹姆斯（Matthew James）出生时患有先天性肢体畸形症。14 岁时，詹姆斯告诉他最喜欢的梅赛德斯一级方程式车队，如果他们能在经济上支持他，他会在义肢上展示他们的标志。于是他收到了 30 000 英镑的赞助，但梅赛德斯没有接受他提供广告空间的提议。这个故事表明，这种创新在日常生活中的实施不能仅仅依靠个人创业。

替代假肢项目始于2011年，这要归功于假肢设计师索菲·德奥利维拉·巴拉塔（Sophie De Oliveira Barata）。她最年轻的客户在两岁时失去了一条腿，当她要求索菲为她设计一条个性化的、逼真的腿时，她受到了启发。患者可以选择不同风格的义肢，用陶瓷、蒸汽朋克、羽毛、水晶或道钉等材料制成。他们可以自掏腰包，也可以通过赞助商或雇主支付。虽然这个项目代表了一项很好的事业，但四肢完好的人可能会开始要求使用这些替代假肢，因为这可以帮助他们艺术地表达自己。

今天，社会一直在与性别、种族、性和经济不平等方面做着斗争。未来的人可能会让自己更聪明、更快、更健康，仅仅是因为他们有能力负担得起。当经济差异导致生理差异时，我们如何让社会做好准备？有人应该控制这一点，还是让资本主义来做？听起来一个比另一个更糟。个人将不具备必要的高科技知识，以确定他们将如何影响公众的决定。在健康方面，资本主义当然不会提供最理想的结果。

一个生物技术黑市也在未来若隐若现。打印的假肢、传感器、大脑微芯片、生物材料和人造组织将通过今天的创业公司所采用的相同方法被使用。尽管企业将不得不遵守众多的规则和法规，但黑市将只会关注于向受灾民众提供解决方案。避免所有的规则和准则意味着巨大的失败风险、数据隐私和道德问题。

如果患者知道有一种技术可以解决他们的健康问题，但却无法获得，他们会一直坚持下去，直到找到为止。这可能是最糟糕的问题。网上有无菌、可植入的RFID设备。许多人已经通过文身师植入了这种设备，这样他们就可以用手打开智能手机应用程序或车库门。考虑到目前还没有相关规定，没有办法阻止人们植入这些芯片。我们只是还没有考虑到这个问题。

还有一个涉及生命延长其自然期限的技术。美国有一位祖母中风了，但是她的心脏起搏器让她活了下来，而关闭起搏器是违法的。因此，即使她的大脑已经死亡，她的身体也不允许死亡。僵局导致了家庭的经济灾难。也有类似的报道是关于与起搏器生活在一起的人，他们在人死亡时受到起搏器自动产生的电击的痛苦。这样的并发症导致专家建议在患者快死的时候提前关闭心脏起搏器。

今天，出生和死亡的里程碑是相当清楚的。这些技术可以给我们一个更好、更长的生命的机会，而这些里程碑也可能会受到挑战。当大脑死亡而身体通过植入的设备却在维持生命时，我们该怎么办？谁来干预呢？将我们的身体和认知能力提高到几乎无极限，或者将我们的生活延长到 100 岁以上，将导致大量没有任何答案的问题出现。

办公室职员可以通过喝咖啡来增强自己的能力。某些运动员使用非法药物和生物方法，如影响某些基因的基因表达来增强自己，尽管这种做法是被禁止的。谁会阻止我为我的腿买一个薄的外骨骼来让我跑得更快？假设我用合法的认知药物来改善我的表现而不是咖啡？如果我能选择我孩子 DNA 的基因特征？随着基因组测序和 DIY 生物技术的进步，未来我们甚至可以对我们自己的孩子进行基因工程。

不断改进的技术带来了许多伦理挑战。与我交谈的大多数人都认为，这也是一个足够好的理由，可以避免科技革命。这也是为什么进行道德辩论，将比以往任何时候都更加重要，而且其结果应该被全世界的人们所了解。这也是社交媒体可以促进的。如果恐惧和风险使我们放缓了现有技术的发展速度，那我们可能永远不会有汽车、药品或电脑。

我们现在需要冒很大的风险，否则，医疗保健将永远无法负担得起，也无法有效。如果我们每个人都能及时准备，那就有机会了。如果生物伦理学家们能帮助我们做好准备，成功的可能性就会大很多。如果我们开始讨论家庭、工作和社会层面的所有潜在优势和问题，机会就会变得光明。如果隧道的尽头是健康的生命，我希望人们会愿意承担这些风险。

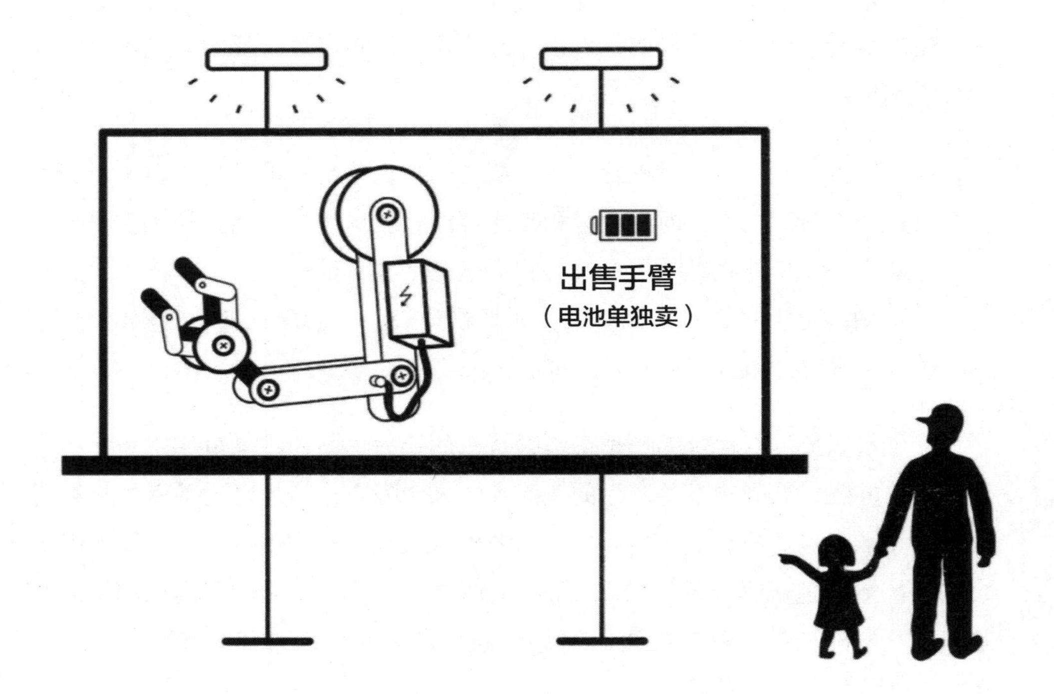

我们如何防止生物恐怖主义劫持创新

#医学未来#生物恐怖主义#伦理|《超验骇客》（2014年）

当《未来犯罪》（*Future Crimes*）一书的作者马克思·古德曼（Marx Goodman）在硅谷发表讲话时，他描绘了一个高度负面的未来——科技赋予了犯罪分子权力。有一场热烈的讨论引出了生物恐怖主义的问题。当我在科隆交互式艺术节（Interactive Cologne Festival）上就我们的未来发表主题演讲时，我以为会有关于可穿戴设备和健康管理的问题，但一名工科学生对生物恐怖主义非常好奇，并提出了相关问题。

在美国，超过1亿名公民的健康档案受到攻击。2015年初，蓝十字（Blue Cross）通知8000万名成员，他们的记录在网络攻击中受损。如果这么多患者的医疗数据不安全，那么患者自己使用家庭设备产生的大量数据将处于更糟糕的境地。

我们分享的关于自己的信息比我们想象的要多得多。来自世界各地初创企业的可穿戴设备可以测量和存储数据。最终用户只能希望他们是安全的。

多起事件可以证明，黑客可以通过网络对心脏起搏器或胰岛素泵等医疗设备进行攻击。安全专家警告说，有人可能以这种方式被谋杀。我们如何防止链接到我们生理的可穿戴设备被远程黑客攻击和控制？

单纯靠企业或者公司并不能保证这一点。政府应该采取预防措施，采取积极的态度——但它们没有。医疗设备软件是几十年前设计出来的，没有考虑到安全问题，现在我们正在为缺乏远见而付出代价。

医生们现在担心患者自己通过谷歌搜索症状和治疗方法，并把他们发现的错误信息带到办公室。当患者扫描自己，在家里做血液测试，甚至做基因分析时，医生会担心什么？我们能说服这些患者求助于医生而不是信任算法吗？如果医学技术变得如此可负担和准确，以至于具有简单的家庭扫描和血液测试的算法能够揭示我们面临的健康问题呢？

如果我们开始使用增强现实隐形眼镜，它能为我们提供立即看到的人的私人信息呢？今天出生的孩子代表的是第一代，他们的每一个生活细节都从出生时分配的社会保险号开始记录下来。它们每秒钟都会产生敏感信息。这样的大数据集可能会改善医疗保健，但我们如何才能防止企业和政府利用这些数据来攻击我们或监视我们呢？

直接向个人提供 DNA 测序的服务引发了严重的问题。我是否拥有我的 DNA 数据，我的 DNA 数据会被这家公司随便使用吗？如果我同意让他们把那些信息用于研究目的，我能保证我的 DNA 不会泄露给我的保险公司或雇主吗？如果我在公共场所用杯子喝酒，有人拿回上面有我 DNA 的杯子，然后把 DNA 用于任何目的，我能做些什么来防止它吗？

在最恶劣的情况下，微小的纳米机器人在我们的血液中流动可以检测疾病。这些机器人可以在疾病发生前向我们的智能手机或数码隐形眼镜发送推送通知。如果我们体液中的微型机器人成为现实，我们如何防止恐怖分子对它们进行黑客攻击，不仅控制我们的健康，还控制我们的生活？

我们这个时代的恐怖分子总是试图窃取信息和金钱。随着颠覆性的创新，健康数据和进入我们身体的途径将成为另一个诱人的目标。我们已经有了含有炭疽或其他毒素的信件杀死收信人的病例。随着 DIY 生物技术越来越受欢迎，分子生物学方法也越来越便宜，恐怖分子可能就像年轻的天才们在生物技术竞赛中制造啤酒细胞一样，制造他们自己的代理。世俗很容易变得邪恶。

如果没有明确的规定和预先设定的限制，即使是小型初创企业也可能构成重大威胁。当前经济的最大优势——初创企业的崛起——可能会带来巨大的威胁，因为我们不知道它们可能会创造什么，以及如何控制它们。

随着物联网的出现，设备和我们的身体不断相联，犯罪网络也随之出现。除非当前的安全系统跟随软硬件的发展，否则我们要么会陷入困境，要么至少会对技术进步产生怀疑，认为人们可能会侵入我们的生活。不知道安全漏洞的医疗创新用户将使恐怖分子的工作变得更容易。通过在非安全平台上共享我们宝贵的健康数据，我们打开了邀请他们使用这些数据来对抗我们的大门。

2015 年，《福布斯》的一份报告显示，由于犯罪攻击而造成的数据泄露数量几乎与电脑丢失或被盗，以及员工无意行为造成的数据泄露数量相当。当涉及医疗技术时，我们和罪犯一样会给自己带来同样的风险。

将来甚至可能会出现新的疾病，例如纳米毒理学休克或控制性败血症。它们的特性是对控制性身体部位的免疫反应。如果虚拟现实很难与现实区分开来，人们可能会上瘾，导致分离现实障碍。当超人工智能出现时，人们可以开始使用基因组学、智能药物和控制论来提高它们的认知能力。我们最终可能会患上超人工智能引发的精神病。如果机器人的崛起带来了令人不快的场景，那么机器人恐惧症将会蔓延开来。

在某些时候，人们产生和利用的数据必须被实时跟踪和分析。我们称之为生物监测。纽约市健康和心理卫生部门在“9·11”恐怖袭击后开发了一种方法来追踪那些被送往急诊室的人的症状。目标是尽快发现并检测预防生物恐怖袭击。

我们面临的挑战是向试图保护我们的政府透露多少健康信息。即使政府能够保护我们不受数据泄露、网络攻击和生物恐怖主义的侵害，我们也要在我们需要的时候保持谨慎和清醒。每一个医疗专业人员和每一个被赋予权力的患者都应该被允许与其他人建立联系，当他们遇到问题或需要一个好的话语权或支持时，他们可以在专业上或情感上提供帮助。社交媒体可以成为人们需要的桥梁。

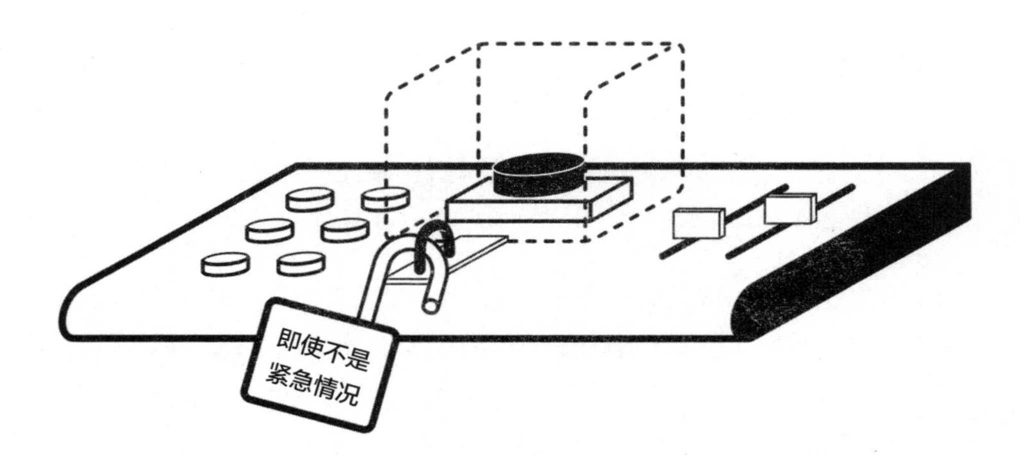
即使不是
紧急情况

第三部分 MY HEALTH：UPGRADED

Revolutionary Technologies To Bring A Healthier Future

健康升级

MY HEALTH: UPGRADED

Revolutionary Technologies To Bring A Healthier Future

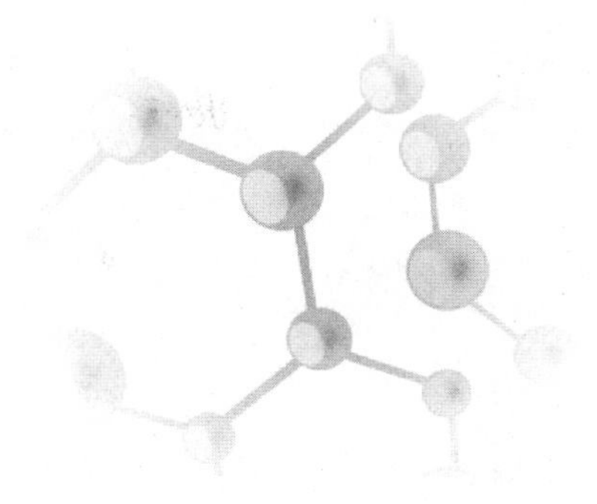

我是一个科幻小说迷，通过书籍感受科技进步让人无比惊喜。通过跟不同国家、不同背景的人聊天，我终于明白了为什么有些人畏惧科技变化。他们的焦虑告诉我要从患者、政策制定者、工程师以及医生等不同角度看待新型医疗。这些人的观点也会经常改变我的看法，促使我更为清晰地表达自己的观点。

然而不管与多少人交谈，都无法改变我对创新科技的热爱。看到瘫痪的人重新开始走路，失去手臂的人用假肢拿起水杯，这些都是可穿戴先进设备带来的福利。我曾亲眼看见一台超级计算机在几秒之内就将医院管理得井井有条，我才知道科技的威力竟然如此强大。然而这些新奇的成就未来一定会被更加先进的科技所秒杀。

从日常健康、胚胎性别到未来的人类福祉与生命终结，技术将彻底颠覆这一切。不过结局是好是坏还是要取决于人类自身。人类的进化经历了数百万年，机器和算法只是一些帮助人类进化的新兴产物。自我升级乃是大势所趋。

从概念上讲，升级一般指的都是技术或者物质材料的更新。一次升级通常指的是更新更好的硬件、软件或者固件替代原有版本，保持系统始终处于最新状态，改善系统特性。据我所知，虽然人类也有可以更新的“硬件”，能够通过更替或者类似的方式实现升级，但是将升级这一词运用于人类的情况还不多见。目前，我们所要解决的问题就是找到一种合理的自我改善方法，避免沦为技术的傀儡。

健康升级不只是锻炼身体、六块腹肌和跑马拉松，而是尽可能选择健康的生活方式，让身体保持最佳的运行状态。身体健康、心理健康和情绪健康都是健康的范畴，只有这三类健康平衡才能达到真正健康的状态。我们不能等着别人来帮我们改变，我们必须自食其力。

没人可以白白享受本书第二部分所提及的科技福利。只有全社会都高度重视，形势才会有所改变。从某种程度上来说，我们正在构建有史以来最为雄伟的金字塔。首先，我们需要更好的技术。其次，我们需要公司和研发人员创造这些技术。再次，我们还需要良好的制度保持该生态体系的良好运转。最后，我们还需要对未来充满想象，无拘无束，无穷无尽。只要我们的金字塔足够高大，这四个方面就能相辅相成，相互支持。金字塔的顶端是人类健康、特效药物以及美好的未来。构建金字塔的砖块已经准备好了，但是我们尚未开始动工。

我们只有明白了系统元件及其工作原理才能更好地改进体系。人类身体是我们所见过的最复杂的体系。中枢神经系统、激素分泌、代谢平衡、消化系统以及免疫的方方面面都很难理解，尤其是其背后的分子原理。有些数据已经证实，可以用于管理和预测特定疾病。我们所能做的就是测量已知数据并利用新型设备添加额外数据。

做这些事情并不需要多少钱，而是需要人们改善自身健康的愿望。但是人们往往在执行层面就被卡住。因此，本部分会详细描述我已经使用多年的方法。

第 8 章　如何升级

从什么设备开始用起

我曾无数次被人问及要从什么设备开始用起，因为人们总觉得挑选设备是最先需要解决的问题，然而事实并非如此。改变生活并非始于技术。

首先，你要问自己“感觉如何”。每天都要这样问自己，确保自己每天的状态都很好。阅读积极向上的书籍，每天回顾书中的观点。找到每天效率最高的时刻，确保自己不分心。每天、每周、每月都做笔记，订计划，确保从长期来看，生活始终处于正轨。这个方法适用于大多数人，但并非所有人。

如果你不能找到你的生活方式存在的问题，那什么设备都帮不了你。曾几何时，我开始意识到自己想要多花时间，让生活变得愉快，睡眠变得香甜，锻炼成为常态。这是我的健康起点。你也应该每日三省，多多反思自己。

通常来说，养成一个新习惯需要 21 天。这意味着如果你坚持 21 天做同样的事情，这件事情就会成为你的习惯。该观点是由《你的潜能》（*Psycho–Cybernetics*）一书的作者通过观察人类行为提出的。该书销量超过 3000 万册，其作者马克斯威尔·马尔兹博士（Dr. Maxwell Maltz）在 20 世纪 50 年代还是一名整容医师。他曾写到，患者适应新鼻子或者摆脱截肢的幻肢痛需要 21 天，如今的智能手机应用就利用了 21 天原则背后的商业原则。然而我却有一个坏消息，作者在书中指出“让大脑忘记旧的信息，生成新的习惯至少要 21 天。”对！至少 21 天！这意味着你必须忍受煎熬，因为这样才能帮助你养成新的习惯。

新习惯开始发挥作用的时候，目标就变成了摆脱应用，不再依赖应用。让我们看看真实情况是怎样的。首先，我要为自己的心理健康、生理健康和情绪健康打分，最低 1 分，最高 10 分。在此过程中，我意识到了一些之前没有考虑过的生活习惯问题。我制作了一张简单的分数表。不论需要发掘什么问题，我都建议你从打分开始。举个例子说，你觉得自己睡眠质量不好，那就制定一个为期一周的打分表，从 1 到 10 代表你容易被吵醒的程度。此外，你还要记录自己每天的睡眠时间。

白天的时候，你还要给自己的工作效率以及上床休息之前的疲劳程度打分。你可以用比较重要的事件为每天做标记，帮助你回忆当天发生的事情。

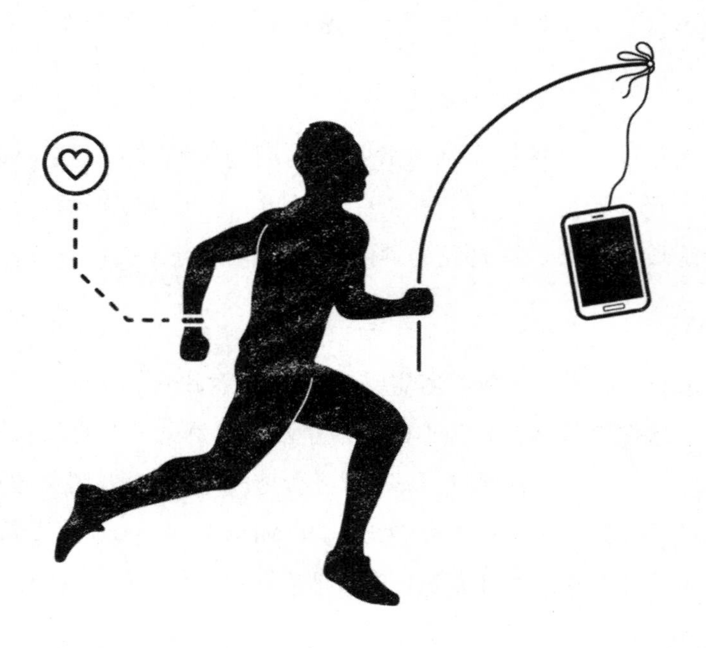

一周以后你就能得到一些数据。每天记录这些事情估计连10秒钟都用不了，没有比这更高效的方式了。浏览完数据你就可以得出结论了。前一天运动一下或者不要吃太饱，第二天就比较容易醒。如果你发现了问题，需要更为详细的数据支持，这时科技就可以帮忙了。

按部就班：睡眠

人生的三分之一都是在睡觉中度过的。睡眠会影响我们感知、工作、思考和社交的方式。大部分人都不会关注自己的睡眠质量。首先，他们不觉得这是个问题。其次，他们也不知道如何关注睡眠健康。我在借助科技之前对自己的睡眠模式已经有了基本的了解。我知道自己每天睡七个小时状态最好，多于八小时或者少于六小时都会对我的工作效率产生负面影响。对于这些事情，你通过简单的观察就可以学到。我用电子设备改善睡眠是因为不知道自己起床的难易程度。我相信很多人都会有起床困难症。

首先，我选择在晚上睡觉时候佩戴 Withings Pulse 手环。手环会计算我的翻身次数、入睡所需时间以及深度睡眠时间。我花两个星期的时间用手环记录了自己起床难易程度以及精力充沛程度。浏览一下表格，我就能知道精力充沛程度与睡眠的相关性。深度睡眠时间比整体睡眠时间对精力的影响更大。

总结一下：我睡六个小时还是八个小时都不重要，关键的是保证长时间的深度睡眠。原来如此。

现在我知道了，每天多运动可以延长深度睡眠时间。得出该结论需要反复试验。我先记录了自己每天睡前的饮食情况，运动与否，是否使用了电子设备以及睡前是否读书了。我发现睡前三小时吃晚饭最好，这样才能保证身体含水量正常。我发现如果睡前运动，使用电子设备，以及身体与精神不是同时疲惫，晚上都会睡得不好。每当我发现一个新的关系，就会加到我的列表里，最终汇总成我的个人最佳睡眠指南。

现在我只需测试自己较差的睡眠质量，一个月测几次就能保证自己处于最佳状态。多亏了科技的帮助，我解决了自己的睡眠问题。但还有一个问题一直困扰着我。我在睡着的情况下是无法监测自己的睡眠的，也就无法决定最佳起床时间，但是智能手表却能实现这一功能。

我是最早开始使用 Pebble 智能手表的人之一，该手表可以用轻微的震动唤醒用户。现在我知道自己需要多久的睡眠以及如何获得长时间的深度睡眠。现在我每天晚上都需要决定第二天如何起床。具体何时，我无法自己做出准确判断，所以我就利用智能手表上的免费应用 Morpheuz 来做这件事，并留出一定的富余时间。如果我在手表上设定早上 6：00 至 6：20 叫我起床，手表就可以监测我的行动，找出最容易叫醒我的最佳时刻。确实，手表并不一定每天都能找到最精确的时间，但是大部分时候我觉得在手表震动的时候还是比较容易起床的。所以，这两个小东西改变了我的睡眠方式以及起床准备工作的方式。

我还尝试过利用 Fitbit 这一应用来记录我的睡眠，但是这个应用提供的细节不够充足。Checkme 这一设备可以测量晚上的血氧量。虽然这个工具可以提供有用信息，但是它太大了，戴起来很不舒服。大家经常使用的智能应用放在枕边就可以很好地发挥作用。智能应用可以监测睡眠（原理不得而知），并在最佳时间叫人起床。对我来说，完全就是随机的，但是每个人都有自己的偏好。

我把电子设备放在床垫底下监测健康参数并用声光叫我起床的原因是不想被科技控制睡眠。我不想单纯地依靠机器，我更愿意自己做决定。我更想自己调节时间，获得最佳睡眠质量。

按部就班：锻炼升级

不锻炼的时候，我的精神状况会变差，压力水平升高。这是我数年来观察自己健康得分得出来的结果。我的需求很简单：我想要找到每天锻炼的时间和动机。这比其他事情要难一些，但是我觉得收集数据本身也是一种刺激。所以，我开始测量自己的日常活动。

我试过 Striiv 手环，这跟 20 世纪风靡一时的蛋形数码宠物 Tamagotchi 有些类似。我通过生理上的活跃获得分数，在手环里面用分数打造了一个数字化的自己。但是 Striiv 手环太大而且戴着不舒服，所以我就尝试了一下 Fitbit。这款手环不仅能记录步数和上台阶数及其对应消耗的卡路里，还能提供一些我的个人信息。我每周会踢两次球，或者跑两次步，如果我没时间进行其他运动，就会在健身房或者家里锻炼。

我想知道自己什么都不做的时候有多活跃，所以我不睡觉的时候就戴着 Fitbit。我在打电话的时候到处溜达增加步数，不坐电梯和直梯，而是爬楼梯。几周之后我就不戴它了。但是没过多久我就发现，自己还保持着这些好习惯。这种激励得到了维持，我依旧选择爬楼梯。

跑步的时候我开始使用臂带戴着智能手机。有了 Runkeeper 这一应用，我可以获得跑步环节的有用信息，包括地图、速度以及高度变化。看见朋友都出去跑步了，自己也受到了刺激，所以在心情烦躁的时候就会出去跑步。

我特别厌恶跑步，觉得跑步非常无聊，所以我就又尝试了另一个名叫 Wahoo Fitness 的应用。你可以将 Wahoo Fitness 绑在胸前，用来测量跑步时候的脉搏。有时候我跑步不是为了让自己精疲力竭，而是想让自己晚些时候能够集中精神。测量跑步时候的脉搏有助于将自己调整到预期的状态。

测量跑步的脉搏有助于实现上述目的。我可以监测脉搏并在适当的情况下减慢速度。跑步完成后，智能应用提供的报告非常详细。我知道自己在力量、厌氧、好氧、燃脂和热身方面各花了多少时间。

Zombies Run 可以提供世界各地虚拟脱险者的信息。我必须远离僵尸，并找到躲藏的地方。这个应用听上去有点奇怪，但是听到僵尸追赶你的时候你确实会跑得快一些，感觉跟 augmented reality 眼镜很相似。

找时间出去跑步可能是一件非常挣扎的事情。有时候我的日程特别满，根本没时间跑步，但是我还是会做俯卧撑。有个名叫 Push Ups 的应用可以帮我计算自己能做多少个，然后可以帮我制订一个专门的计划，并不断提醒我练习。只要略施小计再加上一点时间管理，我每个月至少能锻炼 25 次。因此，就算我没时间跑步、踢球或者去健身房，我仍旧能够在家或者在酒店房间里锻炼。为了节省时间，我都会提前为第二天制订计划。为了激励自己，我不会连续两天都做同样的锻炼。不长跑的时候，我就会爬几百级台阶，或者做几组快跑。我尽量让锻炼多样有趣。现在，什么都不能阻止我锻炼了。

按部就班：健康检查

普通内科医师学会不鼓励医生对没有任何疾病征兆的成年人进行“定期”检查。原因之一就是该项支出每年高达 100 亿美元，比美国在乳腺癌方面的支出都多。

我们不应该对数据和应用着迷，而是应该享受健康生活，不要总是摆弄这些东西。

有的人喜欢用医疗系统监测自己的健康，我们不应该剥夺这些人的权利，但是应该更高效、更廉价、更合理。如果我想要做体检，我可以把自己的心电图、脉搏、血压、血氧饱和度和活动日志发给我的医生。如果还需要一些详细的信息，我们不需要见面就可以决定。

AliveCor 可以显示我的心电图中有无异常。我也可以邀请远程专家来检查。Viatom Checkme 设备可以对诸多体征中的心电图、脉搏、血氧水平进行日常监测。如果结果显示笑脸，表明我身体无恙。我希望电子设备未来对测量数值的解释会更为深刻。

没有必要每周都检查心电图，但是想做的时候就能在家做让人觉得比较安心。我决定只对血压进行定期测量，每月两次。相关应用可以自动测量我的身体数据，并对其进行可视化。选择正确的设备需要花些功夫。你可能会发现很多设备或者在线服务都能满足你某一健康问题的需要，但是总会有更好的设备出现。最好的方法当然是各买一个，不要比较，但是并不是所有人都能负担得起。

在诸多机会中做出正确选择变得越来越难。亚马逊上的可穿戴设备市场日益壮大。在理想的情况下，想要关注自身健康的患者应该得到医生的支持和建议，而不是孤军奋战，自行解决。因此，过度使用和错误的确定误诊就可以被避免。

新的应用和在线服务的功能越来越多。但是哪种选择能够给生活带来有意义的改变呢？看一下产品背后的情况。欧盟安全认证或者美国食品和药品监督管理局许可会给人一种比较牢靠的感觉。保证设备上的应用可用，软件是否需要定期更新。梳理一下应用商店中排名靠前的评论，在 Twitter 的可穿戴电子设备社群中询问用户体验。选择健康记录工具应该是深思熟虑之后的决定，你应当选择最符合你需要的产品。有的人会为了追求科技而购买科技产品，有的人则是需要的时候才戴。

有的人喜欢跟朋友竞争，想要随时随地与朋友攀比；内向的人则需要能够鼓励其运动的追踪设备。如果你是上述两种类型的结合体，那么你就得寻找功能比较中性的设备。

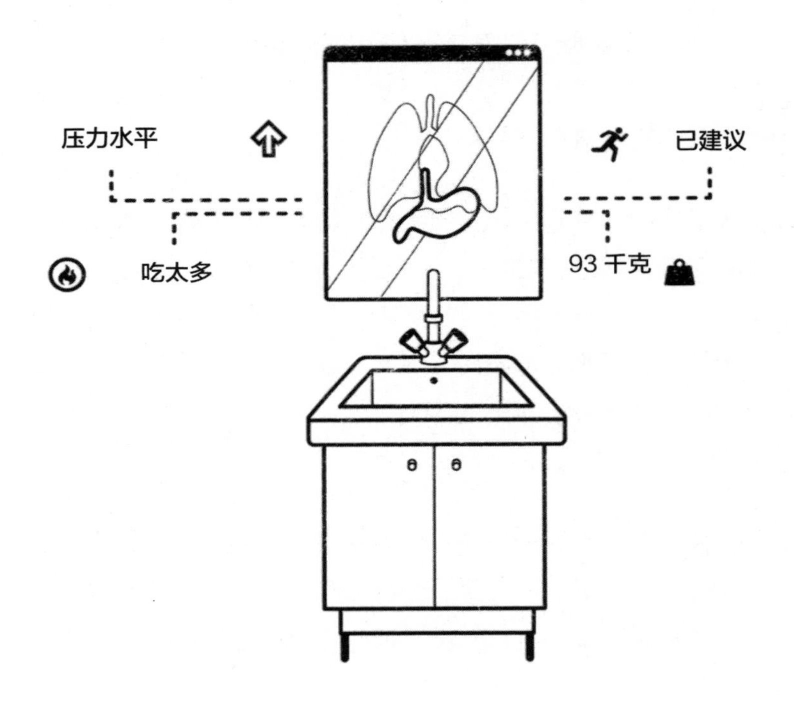

按部就班：压力检测

美国压力协会称压力是人们的头号健康问题。2014 年的一项调查显示，77% 的人有疲劳、头痛、腹痛、磨牙和性冲动变化。我们已经知道了如何控制高血压和糖尿病，但是压力却一直困扰着我们。记录心理、生理和情绪分数，可以让我清楚地知道自己所面对的日常压力。我知道什么样的习惯让我感觉不好，并学会避免。我新建了一个谷歌文档，每天给出三个分数。这就是最简单的数字方案，但是现在一些可穿戴设备让这些事情变得更简单、更周全。

使用 Tinké Zensorium 大概会花费两分钟。我把大拇指放在红色的灯上，用于测量我的脉搏和血氧饱和度。该设备的计算方法可以计算从 1 到 99 的两个数据：一个是围绕长期心脏健康，另一个是测量使用者当时的压力值。此外，该设备还会提出获得好分数的建议。如果我使用设备的唯一原因是为了坐几分钟，然后专注呼吸，那也值了。

Pip 这一设备及其 Loom 应用可以通过测量皮肤电阻反映用户的压力水平。该应用可以通过将冰冷伤心的场面转化为温暖开心的场景来让用户心情平静。我的心情指数曾经显示过红色、黄色，还有绿色。令人觉得讽刺的是，当我想要专心减压的时候，压力值立刻就会上升。

除了借助外部工具，有意识地计划和监测自己的压力值也非常有用。例如，凡事应当提前做。也就是说，我今天应该做下周同一时间应该完成的工作。我每天都会工作很久，但是工作的截止日期肯定不是今晚。精神上的自由会减轻很多压力，不然我会很累。这个方法对我奏效，我也希望你可以找到能够对你起作用的相似的方法。

按部就班：大脑升级

我在念医学院的时候，我希望我能够增强我的认知能力。头脑风暴希望可以做一些有神经系统科学意义的游戏。我必须声明这些说法非常靠不住，因此任何所谓的“证据”都必须十分小心地检查。有 50 多个游戏都声称自己可以提高完成任务的能力，包括思维灵活性、解决问题能力、专注能力以及记忆和速度等。其中有一个游戏要求我在最短时间内将最多的火车开到终点。另一个则是要求我记住棋盘上的图案。从 2013 年开始，我就一直玩这些游戏，每天都不会忘。

我从来没有用科学的方法测试过自己的认知能力是否真的有所提高，但是我在需要专心完成项目的时候就会回忆玩游戏时取得高分的方法。定期使用似乎也有效果，因为自我提升从来不是一场短跑比赛，而是一场马拉松。

我想放松的时候就会戴上 Muse 头带，打开智能手机上的相关应用，帮助我进入冥想状态，然后应用会告知我自己比开始冥想之前取得了什么样的进步。例如，我必须在一分钟之内接触尽量多的不同种类的事物，例如汽车、图书或者电影。这就是头带测量我大脑活跃程度的方法。然后，我就可以设定一次测试的时长，并开始测试。只有沙滩的声音会让我觉得放松，但是能让我专注于回报的，也就是鸟鸣声。我看不懂脑电图，所以我需要相应的设备将我的脑电波转化为能读懂的结果。这个应用可以告诉我大脑何时活跃，何时平静。我只能看懂这些区别。有了 Muse 头带以后，我的冥想习惯已经保持了一年多了。我能知道自己在放松的时候大脑有多轻松。

当我需要专心的时候，我会浏览 focusatwill.com 选择合适的音乐类型，帮助自己尽可能长时间保持专注，从休息音乐到快节奏旋律。免费增值服务背后的开发者会查看用户的脑电图，然后在数据库中填充有助于专心工作的音乐。如果我需要加快工作进度，我就会调到快节奏音乐；如果我需要安心想一些事情的时候，我就会调到咖啡创意频道。

为了训练自己达到一定程度的专心，我还用了另一种名叫 NeuroSky 的头带。我也可以从智能手机上查看结果。如果我达到了设定的专心值，就可以通过倾斜手机，让脑波遥控飞机或者直升机飞起来。我本以为这会是件容易的事情，但是刻意控制注意力其实非常困难。我觉得从 500 倒着往前数到

17非常有帮助，数得越快效果越好。试想一下，如果以后教外科医生在长时间手术中如何集中精神时，可以使用这种方法。比起生活中持续分心的医生来说，练习专心的医生更倾向于也更容易专注于像手术这样的工作。

数字丛林

我们在寻求健康管理意见或者健康管理设备的时候一定躲不过数字丛林。社交媒体、商品网站以及搜索引擎将人们、物品和设备资源连接起来。如果你需要可靠的建议，在数字世界中感觉舒服是很重要的。

我在谷歌上使用了名为搜索操作符的技巧来节省时间和精力。当我需要在一个问题中找到两个单词的时候，我会在中间加一个“和”字。我通过筛选文本类型PDF来寻找PDF文档。除了专门寻找PDF，我可以用doc来寻找Word文档，用xls来寻找电子表格或者其他任何类型的文档。很多搜索关键词都可以帮我找到所需资料。如果你在搜索结果第一页找不到所需材料，你应该试一下新的搜索方法，而不是钻进漫无边际的互联网海洋中。

如果我们需要搜索某一健康记录仪的最近消息，我会搜索记录仪的名字：选择“搜索工具”，在“任意时间”的下拉菜单上选择去年。这样，我就可以只看去年提到该设备的文章和新闻了，也就是说我看到的信息都是相对比较新的。我还会在Twitter和谷歌上搜索相关设备，看什么样的人在分享使用经验，以及生产公司的社交媒体主页。公司发布的信息越多，设备是骗局的概率越小。

当我需要适用于全球所有人的搜索结果时，我会使用duckduckgo.com。这个搜索引擎不会记录用户的习惯。如果我有非常具体的问题，我会去wolframalpha.com。我曾经搜索自己生日当天所在城市的天气，网站上就有相应的答案。

有时候，它还能帮我制订计划，确定每周的减肥所需的运动量。有时候，我还会通过查看公司网站或者社交媒体平台来寻找产品质量的线索。例如我会查看作者信息、联系方式、档案、隐私政策、免责声明，以及具体业务的详细介绍。我想要确保公司是真实的，它们提供的信息是可靠的。这些信息可以帮助我决定是否选择该产品。

在 Pubmed.com 和 scholar.google.com 上可以快速搜索设备和使用方法。上述两个网站是同行评阅的生物医药论文数据库，其中 scholar.google.com 在搜索方面做得更好一些。如果有公司声称其方法或产品已经被同行评阅过，其有效性已经得到验证，只需几秒就可以在这两个网站上查出来。

我在谷歌上设置了常用搜索词条来自动提醒。因此，不论何时有新网站、新文章或者新通告提到我的名字、博客或者最喜欢的话题，我的邮箱里都会收到邮件提醒。这就是我让互联网为我服务的方式，而不是自己追在有用信息后面跑。我大概定期关注 500 个医药网站，但是根本没时间全都实时跟踪。所以我就订阅了相关网站的聚合内容推送，也就是说网站的新文章会自动发送到我的聚合内容推送阅读器上，即 feedly.com。

当我坐下来查看新闻的时候，我可以决定先从哪些类型看起，先查看哪些资源。我最喜欢的网站上的信息会自动跳到我的眼前。即使这样，我每天还会收到几百个标题，根本看不过来。

为了防止信息过载，我稍微调整了自己的社交媒体网络，精心挑选关注对象。我在查看 Tweetdeck.com 和 Facebook 上关注的最优分组的时候，马上就能找到自己当天最可能感兴趣的文章。我利用领英上的分组、Twitter 上的标签以及谷歌上的社区，根据我的问题和观点分成特定相关的组别。数十万的秘书在为我服务，正如我为他们工作一样。

明智地使用搜索引擎，高效地收集信息，最大限度地利用社交媒体，不仅能够帮我随时知晓最新消息，还能让我享受整个过程。待在数字丛林中，我们应该向泰山（Tarzan）① 一样从容自若。

关于医疗条件

我很幸运，没有生过什么大病，至少现在还没有。但是现在有很多小病都有相应的医疗设备来辅助治疗了。例如，血糖记录仪和其他相关小设备就对治疗糖尿病有帮助。

选择正确的工具其实也很难。当你考虑入手设备的时候应该咨询一下自己的医生，看哪种更有利于管理健康。幸运的话，他们可能刚好了解这些事情，可以给你建议。如果他们不了解，至少也能跟你一起探索新的领域。在某些时候，每个人都有可能遭遇重大疾病。然而在大病来临之前，我们对自己的身体了解得越多，我们就能管理得越好。如果你的医生不鼓励你多多发觉自我，那么你就应该换一个医生了。我们需要的是一个医生和健康守护神，他们应该理解我们积极关心自己健康的用意，以及欣赏这种行为。

有些权威机构主要负责处理待解决的健康问题。我们应该阅读这些机构的博客。加入关于上述机构的在线社区。即使是罕见病在社交媒体上都有很多相关内容。如果没有，估计是因为一些常人无法想象的原因，此时可能需要你提出一些你自己的意见来支持别人了。在这条路上，避免误导信息和虚假信息需要专业医疗人士的参与。

① 美国影片《人猿泰山》中的主人公。——译者注

第 9 章　未来的升级

未来的升级是什么

当纷乱的技术变得廉价易得时，人们才能开始享受其带来的好处。这可能意味着患者可以在家测量血液标记和关键生命体征，利用数码产品分析数据，并利用认知计算机帮助其寻找最佳诊断结果和治疗方法。听上去是不是有些像科幻小说？不要让目前的自身局限低估了我们在此过程中的角色。如果患者可以适应技术变革，并加以充分利用，那么专业医护人员可能就得更加努力，才能保持他们在医疗保健领域中的现有地位。他们必须不断提升自己，重视人类想象力的作用。人类完全可以将大数据算法作为辅助工具，进行病情诊断和治疗方案设计。

投资者可能会说技术最终会取代大部分医生，但我不这么认为。即使技术能够做出更精确的诊断，大部分病人仍旧想要与人类接触。如果你可以在富有同情心的医生和模仿同情心的算法中进行选择，你会选择哪个呢？

人与人之间需要交流。在过去的几百年中，医生的工作主要是奉献、承诺和成就。现在，他们不得不被动做一些工作，包括解决经济困难、处理行政问题，以及其他大量无人分担的责任。如果我们让他们的工作变得很痛苦，那现在是时候做出改变了。

我们可以求助社会服务，找寻健康生活的动力，但老实说，技术才更简单、更个性化、更廉价。随着技术的不断进步，其优点更会日益凸显。你可以在 Twitter、Facebook、领英和谷歌 + 上发表自己对未来医学的疑问。我们当中有很多人都对未来充满期待，也已经准备好要帮助大家了。大家一起提问、讨论和辩论吧。

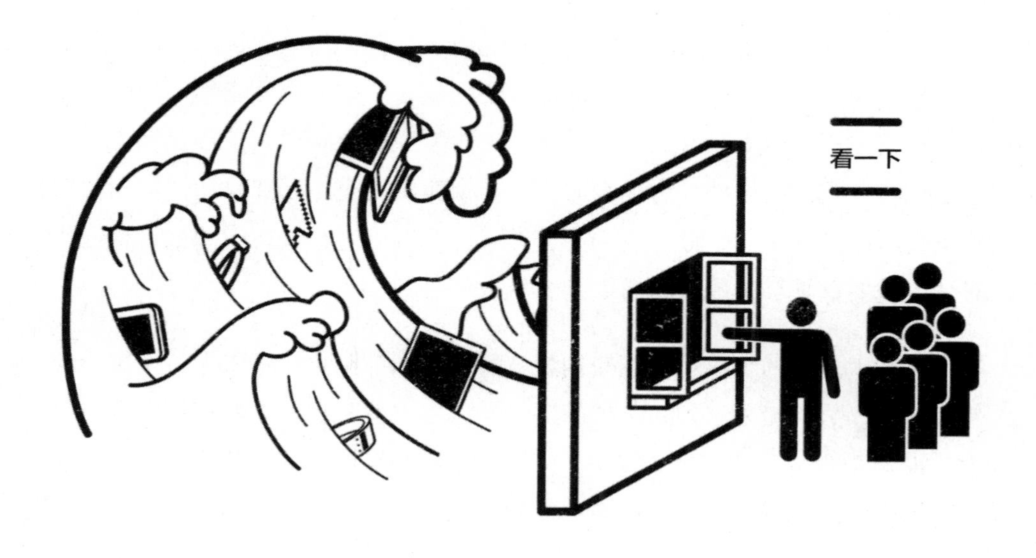

令人激动的时代即将来临

如果我们可以构建之前描述过的金字塔，未来肯定会变得异常令人激动。当机械手臂、癌症新型治疗方法等成为主流，越来越多的人就能发现其改变生活的潜力，对技术的经济需求将会增加。我们必须解决相应的道德问题，制定相应的规则。对此，我表示乐观，因为当前的趋势全都指向这一方向。

医疗行业中的变化由来已久。到 2020 年，我们就能生产出能测量所有数据的设备。可穿戴设备、可植入设备以及可消化设备会更加迅速地横空出世，人们对这些新事物的接受度也会越来越高。可穿戴设备的革命会影响我们思考与社交的方式。

2015 年到 2025 年日常家庭检测将会经历了巨大的变化，从简单的血液分析到复杂的基因组测序。

未来还会出现更多数据，想要更好地理解，就必须依靠技术。如果我们可以根据病人的基因组信息定制治疗方法，那么未来统计学家和生物医药工程师就可能会占主导地位。2020 年至 2030 年，机器人和人工智能将会占据中心地位。在某些方面，这三个时代可能会有所重叠。摆在我们面前的问题不是技术的发展速度，而是我们是否愿意在实践中对其进行应用。希望这些时代的主要重叠会是患者的授权。

新技术产生的结果通常是我们没有预料到的。工业化带来了工人工会和气候变化。软件激发了对防火墙的需求和杀毒产业。同样的事情还有很多很多。即使最好的技术革命都可能会导致没有隐私、没有选择自由和没有民主，甚至医疗健康也没有办法得到保障的世界。

我们无法与计算机比拼计算能力、计算速度和计算范围。如果机器人或者算法可以替代你的工作，我觉得它应该这样做。如果你的能力能被技术替代，那么只能说你活该。如果哪些领域还有极限，那么我们应该通过创造力和解决问题的能力来最大限度地突破极限。科技是用来帮助我们的，将不断进步的科技视为社会威胁的时代已经一去不复返了。计算机在完成特定任务中表现出色。人工智能的算法则会让计算机拥有创造力，应对新场景。

只有掌握了太多无关信息或者根本不了解任何信息的人才会害怕。互联网时代为我们带来了信息，但是没有告诉我们应该如何掌握这些信息并与已有知识联系起来。

因此，我们需要具有数据素养，准备好迎接科技时代的到来。不要妄想科技会离开，绝对不会。没有科技就没有健康医疗；没有互联网，很多人在处理健康问题的时候就会孤立无援；没有远程医疗，居住在偏远村落里的人们就没有办法获得专业医疗资源；没有生物技术就不会有新药上市。技术更新本身不会自动带来更好的看护，我们需要充分利用科技的福利，虽然我们现在还做不到这一点。

如果有人加以核对的话，那计算机就可以更高效地做出决策。虽然 IBM 公司的沃森在几秒钟就能看完医生几年都看不完的信息，但是它不会自己做决定。没有人类的控制，手术机器人也不会像《普罗米修斯》中描述的那样运行。它们只是加强了医生的技能。同理，可穿戴设备也没有改变我们的生活方式，而是给了我们自行改变生活的自由。

纷繁复杂的技术加上人类的大脑是一个双赢的结合。我们应该骄傲地站在我们的发明上，不断观察、不断发现、不断获得更多成就。通过在人类健康与医药开发中应用新技术，人类的成就将变得没有极限。

My Health: Upgraded: Revolutionary Technologies To Bring A Healthier Future by Bertalan Meskó.

ISBN-13: 978-6158026109

AUTHORIZED TRANSLATION OF THE EDITION Published by the author under Webicina Kft.

北京阅想时代文化发展有限责任公司为中国人民大学出版社有限公司下属的商业新知事业部，致力于经管类优秀出版物（外版书为主）的策划及出版，主要涉及经济管理、金融、投资理财、心理学、成功励志、生活等出版领域，下设“阅想·商业”“阅想·财富”“阅想·新知”“阅想·心理”“阅想·生活”以及“阅想·人文”等多条产品线，致力于为国内商业人士提供涵盖先进、前沿的管理理念和思想的专业类图书和趋势类图书，同时也为满足商业人士的内心诉求，打造一系列提倡心理和生活健康的心理学图书和生活管理类图书。

《基因泰克：生物技术王国的匠心传奇》

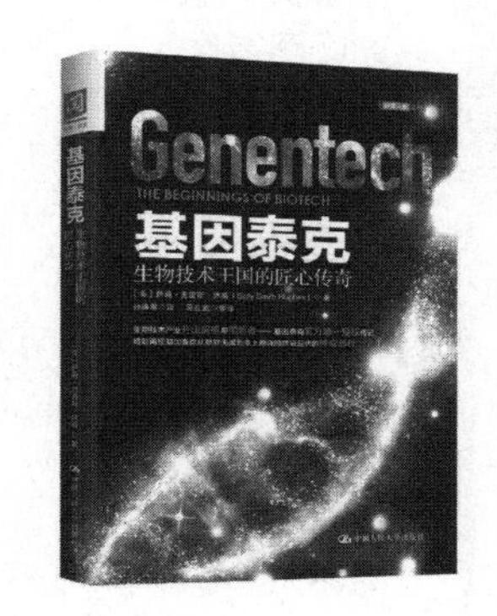

- 生物技术产业开山鼻祖与领跑者——基因泰克官方唯一授权传记。
- 精彩再现基因泰克从默默无闻到走上巅峰的跌宕起伏的神奇历程。
- 本书有很多精彩的访谈节选，与故事叙述相辅相成，相得益彰。写作收放自如，既有深入的描写，又有独到的总结，生动地描写了高新技术企业创业时期的困惑与愉悦。

《管理的完美处方：向世界顶级医疗机构学习领导力》

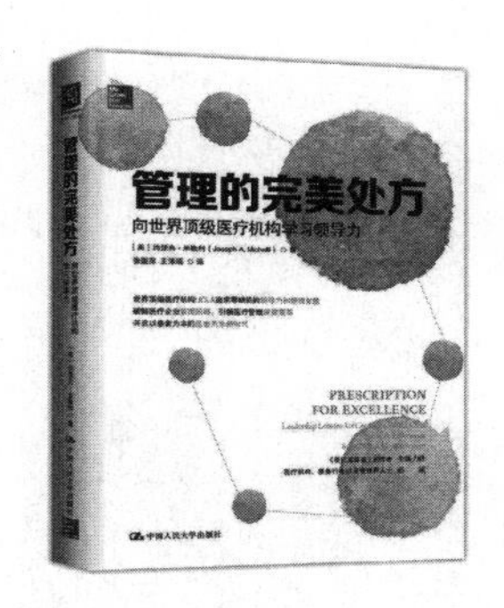

- 《星巴克体验》的作者的全新力作，医疗机构、服务行业以及管理界人士必读。
- 世界顶级医疗机构追求零缺陷的领导力和管理智慧，破解医疗企业管理困局，引领医疗管理深度变革，开启以患者为本的医患关系新时代。

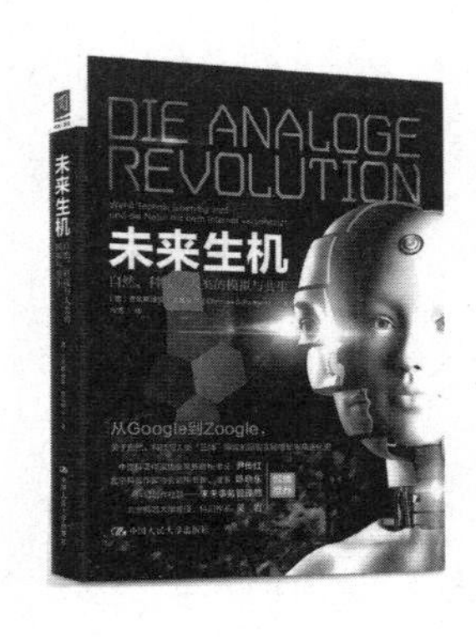

《未来生机：自然、科技与人类的模拟与共生》

- 从 Google 到 Zoogle，关于自然、科技与人类“三体”博弈的超现实畅想和未来进化史。
- 中国科普作家协会科幻创作社群——未来事务管理局、北京科普作家协会副秘书长陈晓东、北师大教授、科幻作家吴岩倾情推荐。

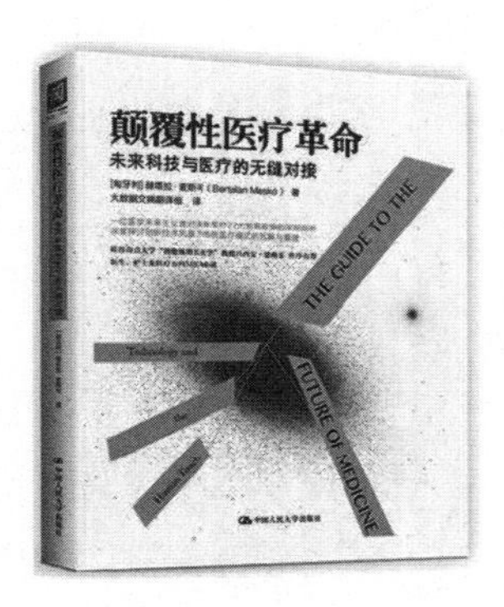

《颠覆性医疗革命：未来科技与医疗的无缝对接》

- 一位医学未来主义者对未来医疗 22 大发展趋势的深刻剖析，深度探讨创新技术风暴下传统医疗体系的瓦解与重建。
- 硅谷奇点大学“指数级增长医学”教授卢西恩·恩格乐作序力荐。
- 医生、护士以及医疗方向 MBA 必读。

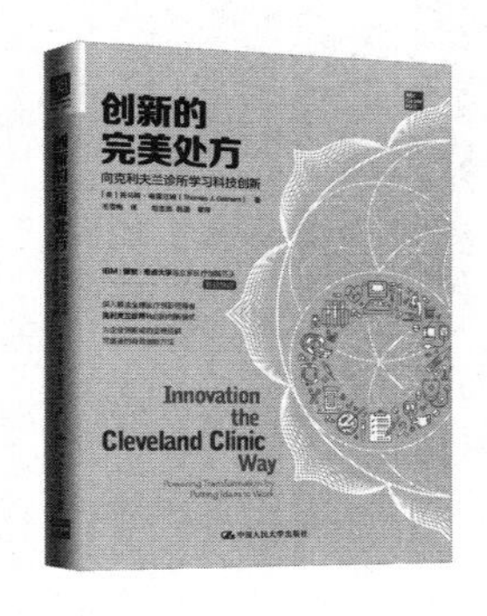

《创新的完美处方：向克利夫兰诊所学习科技创新》

- IBM、微软、奇点大学等众多医疗创新巨头联袂推荐。
- 深入解读全球医疗创新领导者克利夫兰诊所独创的创新模式，为企业创新成果变现提供可借鉴的有效创新方法。

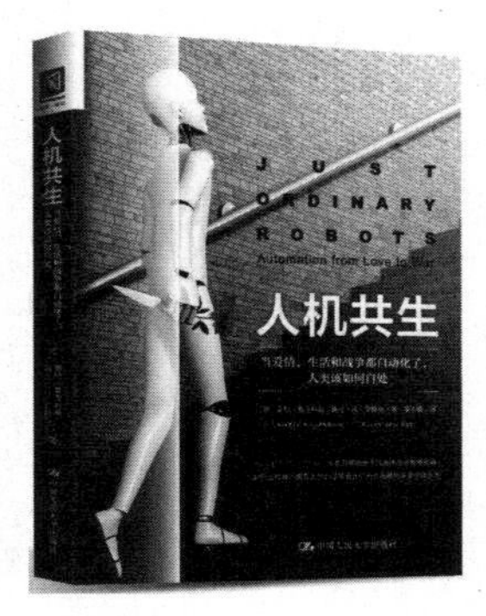

《人机共生：当爱情、生活和战争都自动化了，人类该如何自处》

- 新机器时代已经来临，人类召唤的绝不只是冰冷的智能机器，如何让机器人拥有人性的温度是我们无法逃避的深度伦理思考。
- 本书汇集了机器人领域众多专家对五大领域机器人技术发展现状与未来最敏锐的洞察、最冷静的分析以及最具深度的思考。